U0295429

本书基金支持：

上海市科委项目《上海市老年慢病健康教育系列科普课程和课件开发》
（编号：19dz2301700）

中国科协科普部项目《健康中国共建老年慢病科普教育基地》
（编号：HT06012019328）

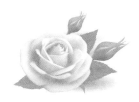

健康咖啡吧

音乐与生命

杨青敏 主编

上海交通大学出版社
SHANGHAI JIAO TONG UNIVERSITY PRESS

内容提要

本书采用独特、轻松的"咖啡吧闲聊"方式,从音乐与自然、音乐与风景、音乐与成长开始,递进到音乐与疾病的专业性讨论,然后切入音乐与心理、音乐与感觉的关系,最后又回归音乐与社会和音乐与教育的宏大格局中。

音乐治疗是以音乐来达到恢复、维持及改善心灵与身体健康的治疗方法,借助音乐的旋律和节奏的巨大心灵冲击作用,对某些慢性疾病,特别是疼痛与心理精神方面的疾病进行治疗的过程。音乐有助于增强自我,帮助释放和控制不良情绪,加强人际情感的交流。

希望本书能让您轻松愉快。

图书在版编目(CIP)数据

健康咖啡吧:音乐与生命/杨青敏主编. —上海:
上海交通大学出版社,2021.11

ISBN 978 - 7 - 313 - 24482 - 6

Ⅰ.①健⋯ Ⅱ.①杨⋯ Ⅲ.①音乐疗法 Ⅳ.
①R454.3

中国版本图书馆 CIP 数据核字(2021)第 193947 号

健康咖啡吧——音乐与生命
JIANKANG KAFEI BA：YINYUE YU SHENGMING

主　　编：杨青敏
出版发行：上海交通大学出版社　　　　　　　地　　址：上海市番禺路 951 号
邮政编码：200030　　　　　　　　　　　　　电　　话：021 - 64071208
印　　制：上海盛通时代印刷有限公司　　　　经　　销：全国新华书店
开　　本：880mm×1230mm　1/32　　　　　印　　张：10.25
字　　数：262 千字
版　　次：2021 年 11 月第 1 版　　　　　　　印　　次：2021 年 11 月第 1 次印刷
书　　号：ISBN 978 - 7 - 313 - 24482 - 6　　　音像书号：978 - 7 - 88941 - 490 - 6
定　　价：58.00 元

编委会

主　编

杨青敏

副主编

罗　姗　贯　剑　乔建歌

编委(按姓氏笔画排列)

王　婷　王光鹏　朱金芬　乔建歌　严翠丽　杜　苗

李　晨　杨青敏　宋　亮　张　蕾　张　璐　陈爱珍

罗　姗　周　丹　贯　剑　查兵兵　施劲东　夏怀华

曹均艳　曹健敏　龚　晨　董永泽　解　薇

主审

秦　海　刘晏华

序一 生命无常，健康有方

　　本人从事心理咨询工作 11 年，接待各类来访近万例，心理咨询总时长 6000 小时以上，越来越感觉到心理咨询的有趣、丰富和多样性。就拿人的感知觉来说，六根——"眼、耳、鼻、舌、身、意"就生发出形式多样、内容丰富的心理咨询手段和方法。

　　比如，眼（视觉），对应的心理咨询手段和方法很多，如罗夏墨迹测验、沙盘（箱庭）咨询、绘画咨询、阅读咨询等；耳，催生了音乐咨询；鼻，发展出了香薰精油的咨询方式；舌，对应了朗诵、吹奏乐器咨询及合唱咨询等；身，有直接作用于身体的躯体动力分析；意（意识），我们目前所采取的认知行为、家庭、精神分析（心理动力）咨询都集中作用于意识本身的改善和疗愈。当然，狭义的意（意象）在精神分析中就有"意象对话"的分支。因此，学习心理咨询越深入，就越能看到它的发展是与人的感知觉发展紧密联系，也与人的生命历程变化息息相关。

　　而本书既是一部关于音乐欣赏的美育结集，又是一部关

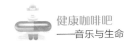

于音乐与生命的交响诗篇,同时还是我们管窥音乐咨询的科普文献。

我与杨青敏教授素昧平生,诚由市卫健委好友余群老师牵线,得以和杨教授开始了关于书稿的交流,也从本书字里行间感受到了医学、艺术与人文的一脉相承、投契相通。这也是本书的一大特色和亮点之一。其次,本书在体例上突破了原本科普读物的窠臼,新颖跳脱,生动活泼,杨教授的散文诗为这部书增色添彩,也很好地总结了各章节的主旨,相得益彰,自然和谐。最后,这本书还是一部了解疾病与音乐疗愈的工具书,但有病痛,就可照方抓药,配伍合理,省去了我们投入浩瀚的音乐世界寻找合适疗愈曲目的盲目和无助。

杨教授是一名护理岗位的知名专家,同时又是一名音乐爱好者,而整部书的促成却拜疫情所赐,让杨老师在忙碌的抗疫救灾工作中,加深了对于生命和健康的思考——生命无常,但健康有主(自我)亦有方。

最后,衷心祝愿本书得以出版问世,让更多的人民群众了解音乐与生命的内在联系,珍惜美好的当下生活,在充分享受音乐的同时,疗愈和发展自我。

心理咨询师　秦海

农历辛丑年二月十四

序二　音乐让心灵起舞

近 10 年，心理学从一个相对较冷门的学科慢慢成为了一个热门学科。大众逐渐认识到，心理学不仅是医生用来疗愈患者的知识工具，也不仅是学者用来著书立说的象牙塔里的知识，它更是润入人生每一细微处的智慧。如何平复起伏的情绪，如何从沮丧的低谷中走出来，如何在人际中既不失真我又能满足彼此的需求，如何在职场或生活中找到价值支点，如何避免由心病引起生理上的疾病……对这些问题的解答都需要心理学智慧的加持。

获取心理学智慧需要路径，路径不止一条，有理论的、实操的、抽象的、具象的、理性的、感性的……通常，每个人都会结合自己的实际情况选择最易获得和最易消化的那条路径。毫无疑问，音乐作为艺术的一种重要形式，是帮助人们获取心理学智慧的有效路径，这一观点已得到有识之士的共识。目前，人们一般能接触到的音乐类心理学教育往往是点状零散的：几堂工作坊讲座，几篇公众号上的主题文，与绘画类、肢体类艺术形式混合在一起讲解的艺术类心理教育等。这

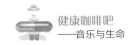
些教育窗口无疑有助于人们了解音乐心理学，但却因为所教授的知识不成体系，所以很多人仍然不知道如何才能将音乐心理学贯穿运用到人生的方方面面，如何通过有逻辑的思考来深度认知音乐之于心理学的重要。

杨教授所著的《健康咖啡吧——音乐与生命》是一部全图景式、系统性极强的音乐类心理学科普书，整部书从音乐与自然、音乐与成长、音乐与疾病的大背景说起，递进到音乐与疾病的专业性讨论，随后切入音乐与心理、音乐与感觉的关系，最后又回归音乐与社会和音乐与教育的宏大格局中。整本书起承转合自然流畅，对各个知识点的描述严谨而不失风趣，呈现出杨教授扎实的心理学理论功底和深厚的音乐素养。所有的读者在阅读此书中增长的绝不仅仅是心理学的智慧，还有对音乐的审美高度，《健康咖啡吧——音乐与生命》实为一部音乐类心理学教育的科普佳作。

南丁格尔曾经说过：人生欲求安全，当有五要，一要清洁空气，二要澄清饮水，三要流通沟渠，四要扫洒房屋，五要日光充足。作为中国南丁格尔志愿者总队副理事长的杨教授用严谨的体系和渊博的学识将音乐的力量送入千万人的心田，如清洁空气，如澄清饮水，如和煦阳光。

刘晏华

2021 年 4 月

目　录

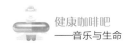

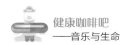

绪论　音乐的起源

一、写作背景和目的

> ⌜ 主编的话 ⌟

　　我是一名护理工作者,从事护理工作 40 余年,学校毕业后从助产士开始了我的护理职业生涯,一生伴随着生命的初始与陨落,见证了无数个生命的珍贵与脆弱,经历了无数个拯救生命的过程。面对在整个工作过程中无数的出生和死亡、痛苦与快乐,音乐让我越来越认识生命的意义并成为我生命中的一部分。我喜欢音乐,我爱听音乐,我爱歌唱,我用音乐抒发我内心的痛苦、悲伤、喜悦及快乐,用音乐抒发我对工作的热爱,对事业的追求。

　　我和副主编罗姗老师的结缘是在 2020 维也纳新年音乐会的前夕。我和先生于 2019 年 12 月 24 日赴维也纳完成我多年的心愿,观看 2020 年维也纳新年音乐会。经朋友介绍认识了罗姗老师和她的丈夫夏先生。夏先生陪同我们欣赏了维

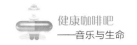
也纳的自然风景和维也纳金色大厅外景,参观了最美的宫殿美景宫、茜茜公主的宫殿、莫扎特纪念馆和贝多芬博物馆。我们加深了对奥地利维也纳文化的认识,在看音乐会之前了解到维也纳拥有世界上最豪华的国家歌剧院、金碧辉煌的音乐大厅和第一流水平的交响乐团。维也纳的古典主义音乐在世界上闻名遐迩,几百年来诞生了不计其数的作曲家,至今仍影响和激励着当代音乐家。维也纳养育了维也纳新古典乐派的代表人物勋伯格、韦伯恩和贝尔格。出生在维也纳的还有舒伯特、老约翰·施特劳斯、小约翰·施特劳斯、兰纳及克热内克等。无数音乐家曾在维也纳学习、生活并投身音乐创作,其中包括维也纳古典乐派的三位杰出代表海顿、莫扎特和贝多芬。维也纳新年音乐会,是保持了近 80 年的奥地利传统,由维也纳爱乐管弦乐团(Das Neujahrskonzert der Wiener Philharmoniker)演奏施特劳斯家族的圆舞曲、波尔卡舞曲、进行曲等,每年的 1 月 1 日由维也纳爱乐管弦乐团在金色大厅举行并向全球直播,它是音乐的盛典。当我在维也纳金色大厅观赏完 2020 新年音乐会,不得不承认现场的确有一种无以言表、摄人心魄的魅力,那是一种音乐的震撼,如同儿时在电视机里看到的梦幻般的一切,终于作为现实出现在自己眼前。

伴随着时代的进步和医疗的发展,音乐疗法在全球得到广泛认可和实践,它究竟是魔法,还是科学? 作为一名医务工作者,我想通过我和我的同事们一起在《健康咖啡吧——

音乐与生命》这本书里探讨音乐与四季、音乐与自然、音乐与成长、音乐与疾病、音乐与心理、音乐与感觉、音乐与社会以及音乐与教育。这是我们一群热爱生命、热爱生活、热爱工作及热爱音乐的同事们的初衷。

第一副主编的话

杨青敏老师是音乐艺术的爱好者,我们多次畅谈,经常越洋交换对于音乐艺术的感受,探讨生命之于音乐、音乐之于生命的意义。谈到兴起时常有酣畅淋漓之感,很熟悉,那是在从事音乐工作时经常进入的一种忘我的心流状态感。杨老师是护理学领域的专家,在与她的交流中我时常暗叹人类的生命多么神奇,艺术与生命之间的关系从医学的角度来诠释时,对于我们的生命和健康有着多么重要的作用机制和密不可分、方方面面的联系。

2020年,是特殊的一年。还记得年初,由于我国新冠疫情情况危急,事发突然,欧洲当地社会虽有所了解,但还未意识到事态的严重。当地华人心系祖国同胞,内心焦急。维也纳爱乐世家交响乐团在2月3日晚金色大厅上演的庆祝中国新年音乐会上紧急组织现场募捐,号召全场观众关注疫情下的中国人民,施以援手传达支持。现场观众们展现出的爱心和人道主义行动让我们这些海外华人动容。这又一次证明着音乐是跨国界、跨文化的,人类的情感共通。乐团指挥

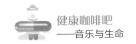
弗里德里希·菲佛先生在音乐之友协会的官网上发表感悟，祝愿中国的朋友们保持健康，希望音乐的力量继续带给我们所有人更美好的未来，继续用音乐来传递幸福和大爱，共抗疫情，大爱无疆。新春之际，我们海外华人心心念念，大家各自力所能及地支援着疫区同胞，殷切期盼着同胞们尽快走出疫情的阴影。祖国强有力的防疫抗疫措施让我们感到安心，虽牵挂疫区同胞，我们和杨老师联系后，把我们所募捐得到的口罩和防疫用品捐给了浙江省红十字会。在捐赠的过程中，我们充满了战胜疫情的坚定信念。好像只是转眼之间，疫情紧接着就在欧洲爆发。那个时候当地社会的各种恐慌不安还历历在目，而中国已经迅速地恢复如初，还驰援着全球的各个疫情国家和地区。自3月起，奥地利率先采取果断禁封措施，其他欧洲国家也先后实施。这次的疫情提醒着全人类，健康是社会、经济和政治稳定的基础。为了全人类的健康福祉，全世界需要共同合作。自5月份以来，世界卫生组织各会员国通过了一系列的决定。例如，关于2030年免疫议程、2020—2030年健康老龄化十年以及其他一些事项（处理宫颈癌、结核病、眼科医护、食品安全、知识产权和流感防范等）决定。联合国卫生大会将讨论如何应对脑膜炎、癫痫和其他神经疾患、母婴营养、数字卫生和2010年通过的《世卫组织全球卫生人员国际招聘行为守则》等事项。这是一场全球危机，加深了我们对于生命和健康的思考。年初的疫情之下，杨青敏老师除了一直奔走相助我们的国际物资支援国内疫区的事情，还立意把音乐对于人类健康福祉的深入思考撰写成书籍，把音乐对生命、音乐对健康至关重要的医疗作用作为科普知识传播。我们希望能为惠及更多的人们而共同努力。艺术和知识无止境，共享和协作是人类进步的必要条件，在人类面对艰难时，音乐艺术用自己独特的普世观和影响力展现了一系列对生命、健康的思考和行动；对于鼓舞和引导并带来积极的人类社会行为，起着重要的作用并取得了良好的效果；对于人们的身体和心理健康有着保护和治疗以及促进的作用。

二、　本书内容的概括

本书将从音乐与自然时令的联系、生活中的保健护理开始，到音乐对人的生长发育过程中起到的生物作用、文化影响和认知构建以及身心保健和疗愈方面展开叙述说明。并将系统地从医学和护理的专业角度上讲解和普及关于人体的生理、心理和自主神经方面的健康知识，结合中医系统和其精髓进行阐述。同时论述音乐与社会文明和社会交往，以及与文化艺术之间的关系和效应。

三、　音乐与健康关系的起源

我国古代有"以戏代药""乐疗"等以音乐养生的疗愈方

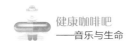
法。传统中医学有音乐养生治病的理论,音乐与中医学之间的关系源远流长。我国中医学经典著作《黄帝内经》在两千多年前已经提出了"五音疗疾"的理论。诸多古代典籍如《左传》《吕氏春秋》中都有关于音乐与健康关系的论述。医学著作《素白·针解》中说:"天有五音,人有五脏,天有六律,人有六腑……此人与天地相应也。"

1. 神话般的音乐,美妙又神奇

据记载,音乐疗愈法起源于苏美尔-阿卡德时期(约4200年前)用于治病的42首圣诗。音乐具有神奇的效果,从当时开始,牢固地融入了以后的治疗仪式中并成为传统。据说病人和治疗者会陷入一种混沌的状态,可以召唤神灵并驱赶魔鬼,达到治愈疾病的目的。这些疗愈方法在早期古代占据主导地位。

2. 上古和中世纪时期音乐的理性和科学

在这段古代时期,音乐起到了精神恢复以及使心理和生理和谐的作用。患精神疾病的人处于精神混乱状态,需要加以治疗和调整。在中世纪,如果人的脉搏在速度和强度上偏离正常,就会被视为生病。直到1550年,音乐一直都是医学研究领域的重要组成部分。

3. 文艺复兴时期和巴洛克时期

在文艺复兴时期,科学家们关心音乐与人类情感之间的联系。通过音乐和谐的律动,情绪得以恢复,血液变稀,人体自身的液体在其黏稠度上正常化。因为是威廉·哈维（William Harvey）发现了血液循环，在这个基础上，血液（spiritus animalis）的调节也是巴洛克时期音乐疗法努力发展的方向。后来，人们在发现肌肉、神经和纤维后，也将其纳入音乐治疗的范畴中。身体、精神和情感疾病可以通过音乐疗法治愈。

4. 浪漫主义时期

在 19 世纪，音乐的医疗功能逐渐从身体疾病的古典医学领域里淡化，在精神疾病的治疗中发现了新的以心理医学为导向的功能。音乐疗法从医生的视野中消失了，只是偶尔出现在精神病医院里。

5. 当代

第二次世界大战后的 20 世纪，音乐疗法蓬勃发展。迄今为止，出现了 4 个对音乐治疗产生重大影响的主要领域：

（1）特殊人群教育方向：代表人物有 P. Nordoff，C. Robbins，J. Alvin 和 G. Orff。

（2）心理治疗方向：代表人物有 G. K. Loos，Dr. Blanke，和 Dr. Jädicke。

（3）医药学方向：代表人物为 H. H. Teirich。

（4）人智学方向：代表人物为 M. Schüppel。

如今，音乐疗法研究涉及音乐固有的影响因素及其对人类不同水平（身体、自主神经、心理、精神）的影响。

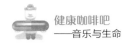

四、 音乐疗法简介

音乐疗法是将音乐有针对性地用作治疗手段的一部分，以恢复、维持和促进精神、身体以及心理的健康。

为了就音乐疗法的描述达成共识，1994 年的"德国卡塞尔音乐疗法协会会议"就音乐疗法的基本声明达成共识。

1998 年，德国《音乐疗法》(*Musiktherapeutische Umschau*) 杂志(第 19 卷，第 232 页)发表了《卡塞尔音乐治疗学论纲》，摘录如下：

（1）音乐疗法是一门以实践为导向的科学学科，与科学的各个领域密切相关，特别是医学、社会科学、心理学、音乐学和教育学。

（2）"音乐疗法"一词是对不同音乐疗法概念的概括称呼，与药理和物理疗法相反，其本质被定义为心理疗法。要更详细地定义音乐疗法，需要对基本的心理疗法概念和音乐概念做出陈述。

音乐治疗已经在临床上用于抑郁症、智力迟缓、精神分裂症、乳腺癌的治疗和后续护理，躁郁症、创伤后应激障碍、严重精神障碍患者的心理治疗，重症监护医学中的镇痛、镇静管理，儿童、青少年和成人自闭症，处理非特异性、功能性和躯体形式身体不适患者，心身疾病和行动障碍（如无法解释的功能性不适或疼痛），焦虑症，因身体疾病（如癌症、糖尿病)而导致的调节障碍、饮食失调、人格障碍等疾病的治疗和护理,降低术前心率和血压,减少术后焦虑和疼痛。

音乐艺术可以辅助治疗身体疾病和精神疾病。比如,唱歌有利于呼吸系统患者改善症状,音乐和舞蹈可促进卒中后的运动康复、改善帕金森病患者的活动能力,音乐还可以加强痴呆症患者日常活动的能力。

五、 音乐在生活中的应用方法

1. 听音乐

扩展个人对旋律或者乐曲的知识量。比如说不同风格的、不同形式的、简单的或复杂的。所谓书读百遍其义自现,多听听,多浸染,在音乐的氛围中熏陶,自然磨练气质,舒展心胸,开拓视野,增长见闻,有益身心健康。

2. 学习音乐知识

有意识地学习音乐知识,欣赏不同的音乐风格和种类。比如音乐的结构,为什么引起人们的愉悦或触发不愉悦感,也包括音乐作品诞生的社会背景、年代、时刻以及创作者或创作团队乃至演奏者或演奏团队的人文历史背景、状态等。简单来说,就是关于这首歌或曲的比较重要的小故事。学习演奏音乐,演奏一种或多种乐器能够刺激大脑相关区域,起到保健和疗愈的作用。

3. 选择音乐

经过了对音乐的学习,我们就可以进行选择。有意识地选择对我们在不同状态不同情感或健康需要的情况下有益的音乐内容和音乐活动方式,是把知识转为实际应用的体现。

4. 亲自参与,接近音乐

共同演出和排练、一起创作,一起编制音乐或剧目,以及任何形式的合奏、合唱等。

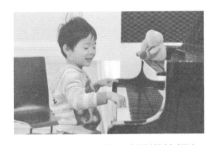

小小琴童快乐瞬间(罗姗拍摄)

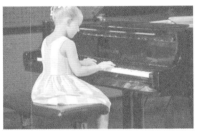

维也纳莫扎特国际钢琴
大赛舞台上绽放光芒的小选手
(夏伟平拍摄)

音乐是艺术,而艺术并不只是表达美,她是包容的,是人性化且高于生活的,是引领心灵和精神的追求和寄托。音乐是最古老的人类文化,比语言更早,更不用说科学。音乐是跨文化的世界语言,不同的文化塑造了不同的音乐形式,但音乐却超越了文化的差异。爱因斯坦说过:"这个世界可以由音乐的音符组成,也可由数学的公式组成。"音乐涉及美学、心理学、声学、物理学、数学、史学和哲学。音乐触动人们的心灵，陶冶人们高尚情操。进行音乐教育，目的不是培养音乐家，而是培养和谐的人。托尔斯泰说："因为音乐的本质对神经有直接的生理影响。"贝多芬说："音乐是比一切智慧、一切哲学更高的启示，谁能参透我音乐的意义，便能超脱寻常人无法自拔的苦难。"音乐令我们坚强，音乐令我们坚定，音乐令我们温暖，充满了爱。生命是美好的，生命也是脆弱的，音乐和生命一样，无所谓完美不完美，只要你快乐，就能开出鲜花。音乐有生命，生命有音乐，音乐让我们的生命走向世界美好的明天。

（罗　姗）

第一篇

音乐与四季

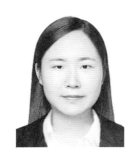

曹均艳，硕士在读，研究方向为老年慢病护理，曾任复旦大学第 20 届研究生支教团成员，作为志愿者参与上海马拉松赛事、社区健康讲座等志愿活动。

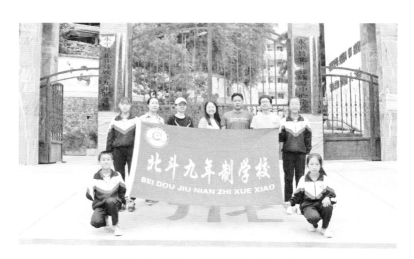

曹均艳在云南山区支教（左三）

第一章　春之生

一、音乐欣赏推荐

1. 《春天鸣奏曲》

贝多芬第五小提琴奏鸣曲的别名，创作于 1801 年，F 大调，这首作品是贝多芬早期作品，整首曲子充满光辉明朗的青春气息以及乐观主义精神。全曲共 4 个乐章，首乐章优美流畅至极，宛如汩汩清泉沁人心肺。副部主题，小提琴在钢

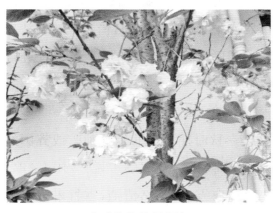

春（曹均艳拍摄）

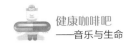
琴铿锵有力音型伴奏下,激昂高歌,洋溢着贝多芬式的豪气,与主部主题形成强烈对比。慢板乐章是一首非常动人的浪漫曲,寄予对大自然深深热爱。小提琴与钢琴一唱一和的对答似一对恋人倾诉衷情。第三乐章短小精悍,跳跃的顿音,活泼生动,带着天真稚气。末乐章回旋曲充满乐观情绪。连绵不断的主题穿插两个副主题,勾勒出一幅阳光明媚、春意盎然、欣欣向荣的灿烂画面。

2. 《春之声圆舞曲》

奥地利著名音乐家小约翰·施特劳斯的作品,据传是一个晚上他在钢琴上即兴创作完成。此曲旋律华丽敏捷,春天的气息扑面而来。曲中生动地描绘了大地回春、冰雪消融、一派生机的景象,宛如一幅色彩浓重的油画,永远留住了大自然的春色。圆舞曲在四小节精力充沛的引子后呈示出贯穿全曲的主要主题,敏捷的旋律使人联想到轻盈的舞步,油然而生的乐思洋溢着青春的活力,倚音式的旋法把前半句向上旋转的音调和逐步稳定下来的后半句半音进行的音调糅合成整体。

3. 《阳春白雪》

相传这是春秋时期晋国的乐师师旷或齐国的刘涓子所作的古琴曲,《神奇秘谱》在解题中说:"《阳春》取万物知春,和风淡荡之意;《白雪》取凛然清洁,雪竹琳琅之音。"表现的是冬去春来、大地复苏、万物欣欣向荣的初春美景,旋律清新流畅,节奏轻松明快。

二、 春之生——春天孕育生命

1. 春天的景色

三月的春天是孕育的季节,一切都在萌芽阶段。柳丝轻摇,梢尖微点水面,漾起泛泛涟漪。"绿杨烟外晓寒轻",杨柳堆烟,漫眼的是无际的嫩绿,感受着沁脾的清爽和温柔的抚摸。春的到来,给大地又换上了绿衣裳,从表到内都焕然一新。远处的群山连绵起伏,变得苍绿了。近处的山坡上,小草也悄悄钻出地面,这一片,那一簇,给陡峻的山坡点缀上新的绿意。

2. 春天的生命

春天预示着新生,预示着生命的力量。春天来了,万物复苏,百花齐放,世界万物都再次生长,展示着生命的奇迹。春天与生命密切相关,花儿的绽放是春天的象征,也是生命的开始;小草的萌芽是春天的序曲,也是生命的滋长。在春天里,可以重启梦想的大门,聆听音乐的海洋。

三、 音乐与春天

如果把一年四季看成一部气势恢宏的交响乐,三月一定处在这部音乐的开篇。音符悦动,波光闪闪之处,便能感受到生机萌发,春风带来融融暖意,一道道山峦与河谷次第苏

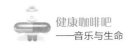

醒,春芽初绽,人们热爱春天,因为春天是播种的季节,是万物复苏的季节,是充满理想与希望的季节。人们热爱音乐,因为音乐是赞美大自然的艺术,是表达美好感情的艺术,是欢乐、智慧与幸福的源泉。因而,有很多诗人和音乐家总是以最美好的诗句和旋律来歌颂春天、赞美春天,用春天般的音乐来表达千百种爱,借音乐中的春天来抒发千百种情。

第二章 夏之阳

一、音乐欣赏推荐

1. 《夏天》(summer)

由久石让谱写的钢琴曲,是电影《菊次郎的夏天》的主题曲,穿插在电影故事的各个情节中,让观众随着音乐感受电影故事的舒适惬意。音乐轻柔自然的主旋律,构造了向日葵天地一样的景色,欢快的前奏让人联想到快乐的男孩正跳着快乐的步子,在向日葵田地旁边的一条小道上,感受夏天的

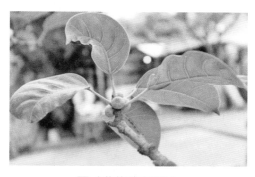

夏(曹均艳拍摄)

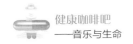
美好。音乐同时也将天真无邪的正男和小市民菊次郎的性格及两人旅途中产生的友情、亲情、温情诠释了出来。听着这首乐曲，就像在燥热不安的午后，品味一杯加了淡淡蜂蜜的柠檬茶一样微风拂过，清新而自然。

2. sous le ciel de Paris

法国著名歌曲，首次出现于 1951 年法国同名电影，由 Hubert Giraud 写词，Jean Dréjac 作曲。听这首曲子，眼前浮现的不是浪漫之都巴黎，或什么城市，而是一望无际的空旷海滨，平缓的沙滩，湛蓝的天空下，远远的，一个赤脚少女，时跑，时立，海风掀动她的裙裾，抚慰着阳光下她的黑亮的发，潮水均匀地拍打着岸边，留下零散的海星、贝壳，或者海草，也把脚印抚平，浪涌，浪去……一首唯美同时令人惆怅的歌曲，值得一人细细品味。

3. 《绿荫漫步》

《绿荫漫步》是 *In The Enchanted Garden* 中的第 1 首 *In The Enchanted Garden*（绿色花园），这张曾在 Billboard New Age 音乐排行榜 Top10 上蝉联 26 周，也是新世纪钢琴史上最重要的十张专辑之一，是新世纪钢琴家 Kevin Kern 弹奏出的四季最优美音乐。整首乐曲平和细腻，清澈优美，如微风拂面，好似呼吸到带有绿树青草香醇的空气，让人久久回味，陶醉其中。舒缓的节奏如涓涓溪水，潺潺流淌进心中，滋润着心田。心中泛起微微的涟漪，如春雨涨池般漫延全身，静静地感受音乐的唯美，体味音乐划过生命瞬间的磅礴。在柔美的音乐声中，在静谧的氛围下，甚至在甜甜的梦乡里，仿佛嗅到了淡淡青草香和晶莹剔透的自然生命力。

4. 《高山流水》

《高山流水》是中国古琴曲，属于中国十大古曲之一。传说先秦的琴师伯牙一次在荒山野地弹琴，樵夫钟子期竟能领会"峨峨兮若泰山"和"洋洋兮若江河"。伯牙惊道："善哉，子之心而与吾心同。"钟子期死后，伯牙痛失知音，摔琴绝弦，终身不弹，故有"高山流水"之曲。明清以来多种琴谱中以1876年清代唐彝铭所编《天闻阁琴谱》中所收川派琴家张孔山改编的《流水》尤有特色，增加了以"滚、拂、绰、注"手法作流水声的第六段，又称"七十二滚拂流水"，以其形象鲜明，情景交融而广为流传。近代，琴家侯作吾将《天闻阁琴谱》中的《高山》《流水》二曲揉合成一曲而闻名古琴界。

二、夏之阳——夏天成长的生命

夏天是繁盛的季节，一个突飞猛进的季节，一切都在肆无忌惮地疯长，尤其是夏天的绿色，又浓又深，霸占得漫山遍野，虽然映衬着花朵，但事实上确实绿肥红瘦。夏天是一个燃烧的季节，烈日中天，蝉烦躁地鸣叫，柏油马路被晒得软软的，鱼浮出水面换气。

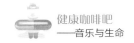

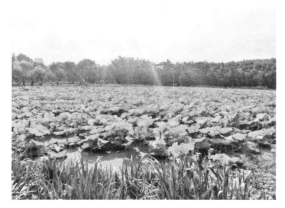

夏荷（曹均艳拍摄）

三、夏天与音乐

　　音乐是人类共通的语言，夏至时节代表着炎热将至，天气渐渐高温潮湿起来，不免令人感到憋闷烦躁。在这个时候，不如去聆听一场音乐的盛宴，让美妙的旋律在这炎炎夏日为你送去清凉，激发你的活力。夏日，人们热爱聚集在一起面向公众表演，夜幕即将降临之时，所有人都涌到街上去倾听街角的竖琴声，河边的手风琴声，随处可遇的流行乐、摇滚乐和金属乐业余乐队，或者加入一场即兴合唱表演。随着乐声在仲夏夜狂欢，这样一个全民性的节日很快受到了人们的喜爱。

第三章 秋之韵

一、 音乐欣赏推荐

1. 《秋日私语》

是法国著名作曲家保罗·塞内维尔和奥立佛·图森共同所写,他们是法国达芬唱片公司的两个负责人,原曲由理查德·克莱德曼演奏,描述秋天里的童话,简单的旋律,抒写了低调的华丽。古典与现代的触碰,擦出了微妙的火花,旋律的抒情悠扬,正是《秋日私语》经久不衰,流传至今的重要因素。

2. 《在秋天》

格里格创作于1866年的管弦乐序曲《在秋天》,描绘了一幅色彩斑斓的金秋全景画。听着这首乐曲,我们仿佛可以看到农夫在阳光照耀的山谷里收割,丰收的喜悦从明媚热情的旋律中洋溢而出;山坡下的树木已经染成了黄色和淡棕色,游船怡然自得地在水面上轻摇。格里格通过民间曲调借景物抒情,把挪威的大自然和民间生活乃至神话世界,描绘

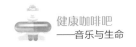

成一幅幅色彩瑰丽、风格质朴的音乐水彩画。另外,还有再现挪威民间节日和农村婚礼欢乐场面的作品,也表现了人们热情奔放和欢快活泼的民族性格。

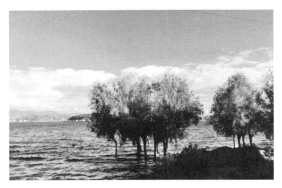

秋(曹均艳拍摄)

3. Le Piano de l'Automne Mauriat

由美国音乐大师 Brian Crain(布伦·克莱恩)创作,其作品兼有新世纪音乐和轻音乐等特点。这首曲子是保罗莫里亚乐队演奏的一首作品,秋天的阳光温和中微带寒意,景物越发清疏而爽朗。在这美好的景色中听一段优美的钢琴旋律,让自己的整个秋天充满了温馨的回忆。

4. 《平沙落雁》

中国琴乐最重清幽的境界。名曲《平沙落雁》表现的就是这样的境界。它所描写的是秋天江畔的景色。琴曲分为三部分,第一部分是舒缓轻松的节奏,秋高气爽,江天空阔,为全曲奠定一个基调。第二部分节奏渐快，由舒展变为激越，由宁静转为欢欣，百鸟和鸣，共享一个生机鼓吹的境界。第三部分重点表现雁落平沙中的自在和悠然，沙白风清，云飞天远，雁影参差而上下，水流潺潺而清浅，这是自在优游的境界。在这首曲子中，长江的浩渺，秋色的高爽，云天的空阔，群雁的飞跃，都表现出心境中的怡然、和悦、从容和适意。

二、　秋之韵——秋天收获着生命

1. 秋天的景色

秋天，大地突然变得到处生机勃勃，五彩缤纷，如同给大地穿上了一件色彩斑斓的衣裳。这件衣服上的红色珍珠，是代表果子的，红通通的苹果，瞪着眼睛，望着农民，希望他们早点把它摘下；金黄色的花边是代表田野的，田野像金色的海洋。红色搭着黄色的袖子是枫树的一部分，瞧，枫叶正在飘向地面！菊花看到那么多伙伴都出来了，她也伸出头来凑热闹，她仿佛秋姑娘的项链。五彩的秋天给大地带来了无限生机，也带来了丰收的喜悦！

2. 秋天的韵味

秋天的韵味是成熟的。如果说春天是一个少年，他对未来的希望和憧憬往往带着几分盲目和青涩；假如夏天是一位青年，它往往带着青春的骚动去闯荡世界；而秋天恰恰是一位成年人和长者。阅尽世间的得与失、荣与辱、繁华与萧条，

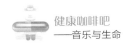
变得更加恬淡、更加自信、更加成熟。

三、 秋天与音乐

"秋分"似乎是人们正式感受秋天的开始,古籍里说:"秋分者,阴阳相半也,故昼夜均而寒暑平。"在这"平分"之间,秋天写下了一份独特的调和之美,在这段时光里,凋零和收获并存,别离与启程共舞。秋天的音乐应该描绘的是秋收季节,农民饮酒作乐,庆祝丰收的快活情景,轻快的琴声仿佛展现了这样一幅画面:秋天里金黄色的草垛错落于田间,勤劳质朴的人们或倚坐一旁或欢快起舞,尽情享受着丰收带来的喜悦。秋天也是岁月四时中的成熟期,是月圆蟹肥,桂花皎洁,是古色苍然的诗意;也有人看到了秋天凛冽萧瑟的气态,从枯藤老树、荒林萋草中品读到一份"断肠人在天涯"的孤寂。秋天有着如此丰富的美感,难怪总能引起人们万千的感慨,就让我们在这些献给秋天的音符中,感受一片秋色。

第四章 冬之雪

一、音乐欣赏推荐

1.《严冬》

舒曼的这首《严冬》选自其《少年钢琴曲集》的第 39 首。
这本曲集又名《为喜爱钢琴的小朋友们而作的圣诞曲集》,共
由 43 首小曲组成,它的编排从易到难,非常适合钢琴学习者。
这是舒曼为女儿所作的曲集,浓浓的父爱随着乐曲静静流淌。

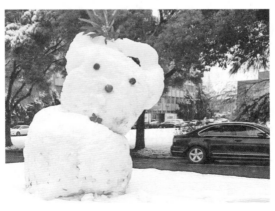

冬（曹均艳拍摄）

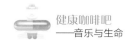
2. 《冬之旅》

舒伯特的《冬之旅》由 24 首歌曲构成，展现的是一位失恋的、孤独的旅人，在旷野、在街头、在河边，独自神伤、彷徨、呐喊、绝望的图景。作品根据诗人威廉·米勒的同名诗作而创作，反映作曲家舒伯特自己在人生困顿中的苦闷灵魂。这部作品以其诗与音乐、声乐与钢琴、作品表现出的优美与深度完美结合等方面，被评价为德国艺术歌曲文献中的巅峰之作。

3. 《初雪》

这首《初雪》出自班得瑞的第五张专辑《迷雾森林》，法国短篇小说大师莫泊桑曾借视觉感动形容雪的声音，班得瑞则用钢琴将之具象在这首曲子里，小调慢版，令人联想到这场雪下得并不大；因为是入冬后的第一场雪，于是音乐的情绪便愈发显得惆怅。进入副歌后加入朦胧缥缈的弦乐齐奏主旋律，这唯一的副歌安排得恰到好处，刚好使前面伴随雪落下的感伤消融殆尽。

4. 《寒江残雪》

又名《春思》。改编自琵琶曲《塞上曲》中的第一段，常在江南丝竹中演奏。乐曲旋律宛转细腻，表现了一幅初春寂静的江南映射着皓皓白雪，残冬将去，早春即来的景象。突显了该曲的内涵和人文情怀。这首乐曲在吹奏中，气息要求保持平稳，在相对平静的曲韵中，寻找内在的动力，尽可能追求

"静中有动、动中有静"的美韵,力求更深层次地表达乐曲的意境。听后常感"曲已终,意未尽"。也曾有人言,听罢此曲,方知古人聆乐时,所谓的"绕梁三日"实非虚也。

二、冬之雪——冬天蕴藏着生命

1. 冬天的景色

冬天是静美,寒冷中有一种清淡的暗香,风尘尽数,就一个"静"字,喜欢这份安静,静看世间万物,细品人间冷暖,与自己的灵魂相依,多了一份思考,触摸到一份真实。

时光的褶皱里有说不完的故事,年轮里藏着暖香,生命中总有几朵祥云,为你缭绕,你若懂得,便是安暖。心中有暖,无论走多远的路,都不会疲惫,无论经历过怎样的际遇,都不会寒冷。

冬天是纯净的,干净得一尘不染,让你感觉置身于童话的世界中,世间万物,唯有洁白而不可染。那一望无际的纯白,是人生底色,厚重而苍凉,荡涤着心灵,聚集了生命的力量。在这纯洁的世界中,心灵瞬间被洗礼,你会觉得,尘世中过多的欲望,都是一种负累,生命在瞬间,便开出了淡泊的花朵。

2. 冬天的雪

冬天,没有春天的鸟语花香,没有夏天的绿树青山,也没有秋天的果实累累,可是冬天默默无闻地为人们送来了一个

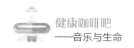

洁白的世界。雪花从一望无际的天空中轻轻地飘落下来,纷纷扬扬,潇潇洒洒,一朵朵,一片片,白的似银,洁的如玉,像天上的仙女洒下的玉叶、银花,构成了一个晶莹剔透童话般的世界,令人心神向往。

三、冬天与音乐

音乐对于人具有康复情志、娱乐养生的意义,尤其是在寒冷的冬季。音乐陶冶人的情操,抚慰人的心灵,使人在寒冷的冬季忘记疲劳与烦恼。音乐有治病的功效,在冬季经常听音乐的人,其内分泌系统、消化系统也可从内到外得到调整,消除脾虚寒凉的隐患,保持冬季的健康。

(曹均艳　杨青敏)

遥远地方有一片宁静的山、宁静的海、宁静的自然,

在我的心里,也在你的心里。

我们每个人都从来不曾离去,

这片宁静的自然存于你的心中、我的心中。

回到我们每个人的生命本源。

在地球上的生命无始无终,永不停歇,

你、我、他,每个人的生命都是微尘,

都臣服于自然,

其实大道永远就在那里。

人生最美的姿态，莫过于在复杂的尘世中，

以深情而简单的性情，活出一道最安静的风景，

人生最曼妙的风景，是内心的淡定与从容。

在自己的内心世界里，

你可以遇见未知的自己，遇见未知的美好。

如若可以，面向太阳，

不问春暖花开，只求努力面对。

因为，透过洒满阳光的玻璃窗，蓦然回首，

你何尝不是别人眼中的风景。

（散文诗　杨青敏/音乐　罗　姗）

第二篇

音乐与自然

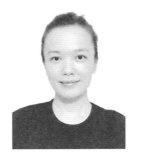

朱金芬，上海市第五人民医院护理部质控护士长，主管护师。作为上海市南丁格尔志愿者，积极参与老年慢病管理科普活动，2019年获"中国护士志愿精神贡献奖"，2021年获第三届中国国际进口博览会红十字志愿服务优秀志愿者。

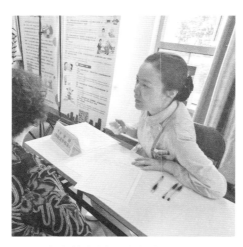

朱金芬在社区进行志愿咨询

第五章　音乐与风景

一、音乐欣赏推荐

1.《春江花月夜》

该曲是中国古典音乐名曲中的名曲,全曲就像一幅工笔精细、色彩柔和、清丽淡雅的山水长卷,引人入胜。第一段"江楼钟鼓"描绘出夕阳映江面,熏风拂涟漪的景色。然后,乐队齐奏出优美如歌的主题,乐句间同音相连,委婉平静;大鼓轻声滚奏,意境深远。第二三段,表现了"月上东山"和"风回曲水"的意境。接着如见江风习习,花草摇曳,水中倒影,层迭恍惚。进入第五段"水深云际",那种"江天一色无纤尘,皎皎空中孤月轮"的壮阔景色油然而生。乐队齐奏,速度加快,犹如白帆点点,遥闻渔歌,由远而近,逐歌四起的画面。第七段,琵琶用扫轮弹奏,恰似渔舟破水,掀起波涛拍岸的动态。全曲的高潮是第九段"欸乃归舟",旋律由慢而快,由弱而强,激动人心。表现归舟破水,浪花飞溅,橹声"欸乃",由远而近的意境,达到了情绪的顶峰。随后音乐在快速中戛然

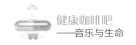
而止，又回复到平静、轻柔的意境之中，然后便转入尾声。尾声的音乐是那样缥缈、悠长，好像轻舟在远处的江面渐渐消失，春江的夜空幽静而安详，全曲在悠扬徐缓的旋律中结束，使人沉湎在这迷人的诗画意境中……

2. 《大海》

德彪西的《大海》作于 1903—1905 年。《大海》的第一乐章描绘了黎明时刻的大海在安详之中渐渐苏醒，水波懒洋洋的，就像一个人从清晨醒来。接下来，嬉戏的浪花四处飞溅，这时乐队奏出的旋律纤细而飘忽。第二乐章"浪之嬉戏"，海洋开始显得非常平静。后来大海起了风浪，浪花溅起彩虹的色泽，出现并消失在喷射的水花之中。德彪西的配器极其细腻而捉摸不定。第三乐章"风与海的对话"，一个低沉的声音响起，好像预示着暴风雨的来临。力量迅速聚集，暴风雨越来越近。但是一切猝然沉寂下来。最后，结尾处的赞歌在欢腾的高潮中重现。

关于本曲，曾有这样一件趣事。有一位从来没有亲眼见过大海的绅士，在无意中欣赏到乐队演奏的德彪西交响音画《大海》时，仿佛真的看到了惊涛拍岸、浪花飞溅的大海景象，这给他留下了不可磨灭的印象。于是他决定亲自去看看大海，但当他见到了真正的大海，反而觉得有些"不够劲"了。待他旅游归来，得以再次欣赏德彪西的交响音画《大海》时，才找回当初的感觉，此时他不禁惊叹道："哦！这才是大海啊!"

3.《海滨音诗》

该曲是秦咏诚于 1962 年创作的一首小提琴独奏曲。作品呈现给听众的是碧波轻荡、微风轻拂的海滨景色,优美动听的小提琴旋律,神采飞扬,似浪花飞溅,似行云流水,每一个跳动的音符都凝聚了大自然绮丽景色中的万种柔情。A 段,A 大调上的抒情、歌唱性主题。旋律音程以级进及四度以内的进行为主,两个纯五度、一个大六度和一个小七度音程的运用,形成了主题"小波浪式"的旋律线条中的大跳进行,平稳中的大跳,增加了旋律进行的幅度,颇有感慨之情。B 段,在同主音小调上进入,开始两小节的落音用了八度音程的对比(合头换尾),并在 b 主题中有所体现,由此形成了"八度进行"的特性旋律音程。B 段在开始了两个乐句的呈示之后,作者开始使用音程扩展,节拍变换,由弱到强,转调模进等主题发展手法,将音乐推向了华彩段,调性回到了 A 段调性——A 大调。之后,在 A 大调上作省略再现,直至音乐在小提琴泛音上结束——但余音不息,留下了无限遐想。

聆听乐曲仿佛身临海天相连、无边无际的大海边,又能感悟到发自心灵深处的"大海",同样心潮澎湃。音乐又象朝霞红日升起的大海,提升着人们面向明天、面向希望的自信。

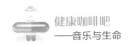

二、音乐与美好的生活

1. 音乐

物体规则震动发出的声音称为乐音,由有组织的乐音来表达人们思想感情、反映现实生活的一种艺术就是音乐,分为声乐和器乐两大部分。在所有的艺术类型中,比较而言,音乐是最抽象的艺术。

2. 生活

生活,生而活着,生而活着遇到的事、做的事共同构成了生活。星云大师说:"纵使过着清贫的生活,只要觉得心安,日日都是花红柳绿。倘若坐拥巨富,不知回馈社会、福利大众,深陷在贪欲的火宅,怎能听到清脆的鸟语,闻到芬芳的花香?"因此,以平常的心处世,以清净的心度日,以欢喜的心待人。生活如水,平淡最真;生活美好,四季芬芳。

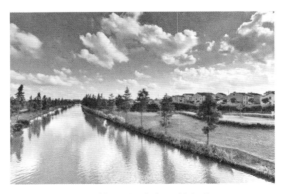

放晴的天空(李晨拍摄)

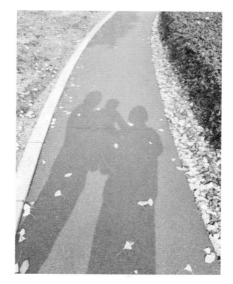

金秋周末，伴随着秋日音乐，
一家难得带宝宝公园散步（乔建歌拍摄）

　　我们的生活中，每个角落都流淌着音乐，音乐伴随着人们生活的点点滴滴。人民音乐家冼星海曾经说过："音乐是人生最大的快乐，音乐是生活中一股清泉，音乐是陶冶性情的熔炉。"诚如他所说，音乐的美，是无法言喻的，在生活中几乎所有人都热爱着它。早晨路上洒水车放出的《致爱丽丝》开启美好的一天；公交车上广播放的怀旧音乐，让我们不自觉地回忆那些逝去的美好时光；路过的公园里，有老爷爷吹着不熟练的萨克斯，周围聚着或聊天或哄小孩的人们；商店里，动感的流行音乐吸引过路的人驻足；工作疲惫时，放上一

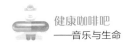
首舒缓的轻音乐放松紧张的神经；空落落的房间里，播放一首贝多芬的《月光曲》，看着夜晚的星星和月亮，享受一个人独处的时光。

（朱金芬）

第六章 音乐与舒适

一、 音乐欣赏推荐

1. 《月光》

由德彪西所写,以清谈的笔墨、朴素的音调,给人们描绘出一幅万籁俱寂、月光如洗的图画。乐曲采用了降 D 大调,充满了画意诗情。乐曲由三部分组成。第一段,速度徐缓而富于表情,描绘月夜幽静景色人产生的印象;中段,右手的旋

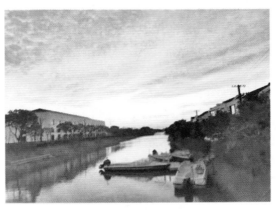

黄昏的码头(李晨拍摄)

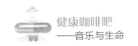

律是由长的歌唱性乐句组成,左手配之以分解和弦,好似描写一阵阵清风,轻轻地摇动着树枝,稀疏的树叶发出沙沙响声。这一段和第一、三段宁静的气氛形成对比,给人以动的感觉,因此比较活泼;第三段基本上是第一段的再现,乐曲最后是一段尾声,采用了中段的部分元素。宁静的曲调和分解和弦,把月光下缥缈如梦的意境,描绘得更加富于诗意。

2.《小夜曲》

这部作品主旋律全部由第一小提琴担任,用弦乐四重奏形式演出时,由第一小提琴加上弱音器奏出的主旋律流畅而亲切,充满了欢快的情绪。其他三个声部由第二小提琴、中提琴、大提琴用拨弦奏法模仿情歌式小夜曲用吉他伴奏的音响效果。用小提琴独奏形式演出时,则由钢琴奏出相似的伴奏音型,保持了原曲的特点。这首小夜曲色彩明朗,轻快的漫步节奏和娓娓动听的旋律,具有一种典雅质朴的情调,表现了无忧无虑的意境。在展开过程中的旋律进行,时而出现极其自然的大跳音程,使曲调更富于生气。

3.《月光曲》

由贝多芬创作于 1801 年。这首钢琴曲之所以被称为《月光曲》,是由于德国诗人路德维希·莱尔斯塔勃听了以后说:"听了这首作品的第一乐章,使我想起了瑞士的琉森湖,以及湖面上水波荡漾的皎洁月光。"以后,出版商根据这段话,加上了《月光曲》的标题,关于作曲家在月光下即兴演奏的种种传说便流行起来。其实触动贝多芬创作的不是皎洁如水的月光，而是贝多芬与朱丽叶·琪察尔迪第一次恋爱失败后的痛苦心情。朱丽叶是伯爵的女儿，两人真诚相爱，因门第的鸿沟，又迫使两人分手。贝多芬在遭受这一沉重打击之后，把由封建等级制度造成的内心痛苦和强烈悲愤全部倾泻在这首感情激切、炽热的钢琴曲中。

4.《姑苏行》

此曲是笛子演奏家、作曲家江先渭于 1962 年创作的一首笛子曲，是一首深受广大人民群众喜爱的竹笛经典名曲。曲名为游览苏州（古称姑苏）之意，全曲表现了古城苏州的秀丽风光和人们游览时的愉悦心情。乐曲旋律优美亲切，风格典雅舒泰，节奏轻松明快，结构简练完整，是南派曲笛的代表性乐曲之一。《姑苏行》采用昆曲音调，具有江南风味。乐曲典雅，表现了古城苏州的秀丽风光和人们游览时的愉悦心情。宁静的引子，描绘出一幅晨雾依稀、楼台亭阁、小桥流水的诱人画面。抒情的行板，使游人尽情的观赏精巧秀丽的姑苏园林。中段是热情的小快板，游人嬉戏，情溢于外。接着再现主题，在压缩的音调中，更感旋律婉转动听，使人久久沉浸在美景中，流连忘返，令人寻味。此曲韵味深长，发挥了曲笛音色柔美、宽厚而圆润的特征，再结合南方笛子演奏常使用叠音、打音及颤音等技巧，使乐曲表现更加动人完美。

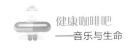
二、 舒适生活

1. 什么是舒适

舒适就是人在一种环境中保持平静、安宁的生活状态，维持身心健康、没有烦恼、没有疾病、没有焦虑的一种轻松自在的感觉。

2. 舒适的表现

舒适的表现主要体现在与人相处舒适，彼此尊重，无论贵贱，无论何时，真诚的微笑，表达善意，行为得当，让彼此舒适，也让自己不憋屈；与自己相处舒适，独处，是一个人的清欢，是自己与自己之间的对话，不迷茫，不空虚；一个人静静的独处，反思自己，不吵闹，不强求，不虚伪，在不被别人叨扰的时空里，完全依照自己的愿望，安排自己的生活。

三、 舒适与音乐

1. 生理舒适

音乐是由音构成的，音具有高低、长短、强弱和音色 4 种物理属性，这 4 种物理属性不仅决定了它所发出的效果，还决定了它给人们带来的感官反应。人们在感触音乐速度上的快慢、音高上的强弱而改变自己的内心情绪起伏，达到体验不同情感的效果。音在不同的音乐中往往可以引起人们情感上的不同程度的体验，并且通过联想来获得某种精神上的共鸣。节奏是音乐的支撑和骨架，它的存在决定着音乐的性质是欢快活泼的，还是缓慢抒情的。快节奏的音乐使人兴奋活跃，忘记疲惫感，轻松愉悦；舒缓的音乐能够使人产生仿佛置身在静谧的环境中的感觉，身心放松有安全感。节奏可以使我们人体内部的组织细胞在规律作用下产生共振现象，从而起到对身体内部细胞的细微性按摩，一点点改善人体内部的身体系统，消除一定的不良影响和身体反应。

在音乐的运用中，不同的节奏产生的效果和形象也是不一样的，四拍子的作品更加稳定，因为双数的拍点与人体呼吸成对比，所以对于呼吸系统不太健康的人群有很大的帮助。三拍子的作品具有跳跃感，对于压力大、需要释放宣泄的人，多采取的音乐则为三拍子的作品，通过轻松愉悦的节奏感放松自己。另外需要提到的一种节奏型就是切分型节奏，它与三拍子的性质相近，但是更加轻快跳跃，具有民族特色。喜欢切分型节奏的人古灵精怪，在生活中也比较喜欢娱乐，这类人的性格是非常外向的。

和声广义上包括音程与和弦，指两个或两个以上同时发出的声音，分大、小、增、减，自然、变化，和谐、不和谐。和谐的和声听起来明亮、舒服，不和谐的和声听起来紧凑、尖锐。和谐的和声能够带给人舒适的感觉，有助于人培养优雅、平稳的情感，使人感觉到平静、安详。

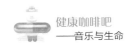

音乐减轻疼痛。美国利兹贝克大学的研究者发现,每天仅仅开展 10 分钟的正念冥想,就能降低患者对止痛药的需要量,因为它能提高人体对疼痛的耐受性,并减轻焦虑程度。

音乐让心血管更健康。美国玛赫西管理大学的研究者发现,对于已患有心脏病的人来说,联系音疗和正念冥想能降低他们死亡、心脏病发作和卒中的风险;与仅接受健康教育的患者相比,练习正念冥想的患者心脏病再次发作的风险降低近 50%。

音乐改善睡眠和失眠。音乐冥想有助于我们睡的更香甜,而且不会引发任何与安眠药相关的不良反应,音乐让身体得到彻底的休息,有助于重置昼夜节奏,促使其恢复正常运转。

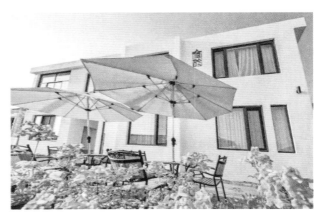

午后的休闲时光(李晨拍摄)

2. 心理舒适

有时候一首歌可以给予我们力量，带给我们信心，陪伴我们成长。音乐的力量远比你想象的强大，在医疗领域，音乐治疗也逐渐兴起，特别是在康复领域对患者的心理康复起很大作用。中国古代贵族宫廷配备乐队歌者，不纯为了娱乐，还有一项重要作用是用音乐舒神静性、颐养身心。音乐治疗师可以利用音乐体验的各种形式，以及在治疗过程中发展起来的治疗关系，帮助患者达到健康的目的。例如，患有阿尔茨海默病的芭蕾舞团女演员，当再次听到柴科夫斯基的《天鹅湖》音乐响起时，身体会随音乐摆动，心灵和意识逐渐清醒，通过音乐的情景交融，唤醒了阿尔茨海默病患者的认知能力，使其充分表达自我。此外，随着焦虑、抑郁等问题发生率增高，音乐疗法介入可以舒缓心理和情绪，并且几乎没有不良反应。

（曹均艳　杨青敏）

生活其实和天气一样，

有阴有晴，有风有雨，

疫情过后，我们不再匆忙，

学会享受工作，学会倾听音乐。

音乐是这个世界上最好听的语言，

繁忙时带来安闲，失意时带来慰藉，

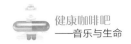
孤独时带来畅然，落寞时带来安抚。

停下脚步，用耳朵去感受，用心灵去感受，

凡是有足迹的地方，就有音乐，

音乐无所不在，音乐与生命紧密相连。

从生命的初始，到生命的终结，

从妈妈第一支摇篮曲，到人生的催眠曲，

每个人的一生或多或少、或离或散、或近或远，

都在生命中与音乐结下了不解之缘。

音乐是陶冶生命心灵最好的方式之一，

接受音乐，从我们生命的开始，

让音乐伴随着我们的成长，

儿时、少年、青年、壮年、中年、老年，

直至我们的生命回归。

（散文诗　杨青敏/音乐　罗　姗）

第三篇

音乐与成长

罗姗,爱乐世家维也纳交响乐团特聘音乐家兼亚洲地区总负责人,奥地利优拓维也纳古典音乐研究院研究员,中国文化管理协会音乐艺术专业委员会副会长。毕业于奥地利维也纳音乐与表演艺术大学,多项专业硕士文凭艺术家。

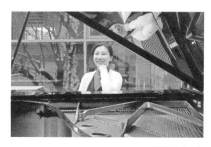 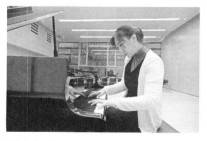

罗姗在练习弹奏名曲

第七章 音乐与胎儿

一、 音乐欣赏推荐

中国古典乐曲非常具有启发的作用，《素问·针解》中说："天有五音，人有五脏，天有六律，人有六腑……此人与天地相应也。"民族传统音乐如《平湖秋月》《梅花三弄》《彩云追月》旋律雅致，能起到安抚愉悦的作用。

巴洛克时期和古典社会主义发展时期的音乐艺术作品的模进平衡中正，律动速度可以与平和时的脉搏相呼应，是理想的胎教音乐，适合亲子时光。

（1）卡尔·玛丽亚·冯·韦伯（Carl Maria Von Weber）：《E大调单簧管协奏曲》，作品 26（Carl Maria Von Weber：Clarinet Concertino in E flat Major，op 26）。韦伯使用单簧管这样纤细柔和的木管乐器，把抒情温雅的特色发挥得淋漓尽致。

（2）肖邦：《B小调夜曲》，Op. 9（Frédéric Chopin：Nocturne Op. 9 in B flat minor）。

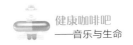

不同的演奏者诠释的肖邦都各有不同，这样很好，我们永远不能得知肖邦具体的想法，但是他天才地对 B 小调的雕琢，一直感动着大家。

（3）圣桑：《天鹅》钢琴 & 大提琴（Saint-Saëns：The Swan，Piano & Cello）

这首《天鹅》是法国 19 世纪地圣桑创作的管弦乐组曲《动物狂欢节》中的一首，优美典雅，大提琴的气质高贵亲切。这是圣桑的代表作，被改编成很多器乐作品和声乐作品版本。

（4）奥古斯汀·巴利奥斯·曼哥雷（Augustin Barrios Mangore）被称作是南美的巴赫，是 20 世纪上半叶最伟大的吉他演奏和作曲大师，天才如他，在书法、绘画、诗歌、数学、哲学等等很多领域同样造诣甚深。

（5）莫扎特：《小星星变奏曲》（K. 265 Mozart-12 Variations on "Ah vous dirai-je，Maman"）

莫扎特根据法国当时的这首《妈妈请听我说》的旋律，创作了这首脍炙人口的《小星星变奏曲》，之后被填词而成了现在脍炙人口的儿歌《小星星》。

二、 音乐与胎教

有研究发现：胎教音乐可以使胎动时间延长，证明胎儿在母体生长的后期即存在一定的条件反射；胎儿出生后能够再认识胎教音乐，这说明胎儿在后期生长发育时已经普遍存在听觉记忆；胎儿的性别及神经网络活动的不同类型，是影响其对音乐以及音乐节奏反应的重要因素。该研究的意义主要在于：证明了存在胎儿的心理活动现象，将关于胎儿期是否存在心理现象的历史争论引入心理学实验过程。

音乐对人类社会历史的影响一直存在着。胎儿在呱呱落地之前，会在妈妈的子宫中受到声音的影响。从母亲怀孕8周左右，胎儿就开始感受周围的世界。最初是通过触觉，在怀孕后期则是通过味觉、声音、气味和视觉。从怀孕第30周起，胎儿甚至会对听觉刺激做出反应。胎儿可以辨认出母亲的声音，并与其他人区分开来。这些感官渠道让正在生长中的胎儿能够开始从周围环境中学习，并从心理上和生理上开始进行对周围环境的适应。这一生命早期的适应性学习活动过程对人类来说是至关重要的。虽然适应和学习的过程将贯穿一个人的一生，但在生命的早期阶段，这种过程为未来打下了良好的基础。通过自己生命早期的发展，人类的生命最初三年里的经验会对每个人未来的童年期、青少年期和成年后的发展过程产生特别重要的影响，甚至可能还会影响到下一代人的生长发育和社会健康。

怀孕3个月后，母亲和肚子里的宝宝可以一起听一些宁静愉快的音乐了。但是胎教这件事上，对母亲自己的关注比

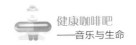
重要占绝大多数部分,让自己的心情愉悦,提高审美能力,陶冶道德情操,保持一个愉悦的心情,从而对胎儿产生所谓胎教的效果。

未出生的婴儿也可以被外界的声音所吸引,但是孕期进行音乐教育真的会使宝宝智商提高,变得更聪明吗？萨尔茨堡大学的一项研究表明,婴儿记得他们在母亲肚子里就听过的节奏和儿歌。从第34周起,妈妈每天为胎儿演奏音乐、唱歌并录制自己的声音,等出生之后的一定之间之内,让婴儿再次听到那首相同的歌曲。"看起来婴儿确实记得音乐节奏,而且相对来说他们可以更安静、更容易地睡着。"认知研究人员和神经科学家曼纽尔·沙布斯(Manuel Schabus)这样表示。还值得我们注意的是,新生儿对母亲的声音有着明显强烈的反应。

然而,父母们不应该高估音乐的影响。研究人员强调:"产前对胎儿的教育效果其实不怎么明显,大家必须以正确、科学的态度对待胎教。"在孕期对孕妇和胎儿进行干预确实有着重要的意义,然而,过度刺激对婴儿是不利的。胎儿的大脑还在发育,为了使其发育良好,需要保证胎儿的正常生理睡眠时间。避免用任何太大的或太突然的声音或音乐去惊醒子宫里的宝宝。

音乐品味是遗传的,父母的音乐品味也会影响胎儿。假设爸爸妈妈是喜欢经常听重金属音乐的,那么婴儿也会喜欢金属音乐风格。因为胎儿经由父母对这种音乐风格熟悉了。所以,胎儿爱好的音乐风格是可以选择的、有弹性的,父母通过调整自身来有意识地培养孩子对音乐的偏好。

即使胎儿在子宫中需要进行大量的睡眠,但这并不一定意味着准妈妈们一定要待在家里头听轻音乐。如果胎儿和母亲身体状况良好,母亲可以选择一些其他娱乐形式,如去音乐厅听一场激动人心的音乐会,或去歌舞剧院看一场好演出。现场音乐体验最能促进体内产生优势的有益的健康因子,进而给宝宝带来良好的影响。

从怀孕的第 8 周开始,胎儿已经开始对某些方面的刺激产生反应。首先是触觉,胎儿能感觉到周围的环境了,如脐带的压力和胎盘;在第 13 周,未出生的孩子已经探索了自己的身体,可以指挥自己的嘴和拇指了,是的,宝宝这个时候在肚子里已经会吮吸自己的拇指啦。

在怀孕的第 5 到第 6 个月,胎儿的神经细胞开始发挥作用。从第 7 个月,胎儿已经可以确实地感觉到自己周围的声音。与以前的看法相反,子宫内的噪声水平很低。与来自腹腔外面的音乐或声响明显不同。例如,母亲心脏咚咚的跳动声、肠胃的蠕动、母亲的呼吸声等。由于身体自身的声音传递,母亲的声音传到胎儿那里就显得特别美妙。结果就是这个婴儿出生后会立即识别并喜欢自己母亲的声音。最近的研究表明,怀孕期间可以与未出生的宝宝一起

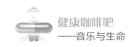

聆听一首乐曲,甚至弹一种乐器,比如钢琴。如果子宫中的胎儿经常听同一首钢琴曲的话,出生以后可能会对这首钢琴曲的刺激作出一个特别反应。在实验中观察到,在怀孕的第6~8个月演奏的旋律可以使孩子在出生后更加稳定和强壮。

来自荷兰的一组研究人员通过实验发现,胎儿早早地在30周大的时候就有短期记忆了。他们可以记住大概十分钟的事。第一次测试后的4周,34周大的胎儿仍能记住那些刺激。这个现象也适用于母亲的声音。出生后的孩子可以识别出母亲说的一种语言。如果母亲会说两种语言,她的孩子也很可能能说两种语言。在怀孕期间会产生影响孩子的双语系统现象。

压力和焦虑会降低孩子的智力,但消极的经历也会导致这种现象的发生。事实经过证明,在压力问题重重的母亲的子宫中,孩子也会受到重重的压力。如果母亲感到焦虑,就会释放更多的应激激素,比如肾上腺素和皮质醇。母亲的心跳加快,氧气供应会受损,因为肾上腺素收缩了内脏的血管。这些分泌物质会通过胎盘屏障,通过生物方式刺激胎儿的生理反应,给胎儿造成担惊受怕、压力巨大的感受。伦敦帝国理工学院的一项重要研究结果表明,怀孕期间的应激激素会降低胎儿的智力,也会降低胎儿长大后的注意力发展水平,增加学生发生注意力障碍或抑郁症的机会。1940年5月,当德国战车在第二次发动世界大战中击败当时的荷兰时，战争中还未出生的孩子们在后来患糖尿病、高血压和精神人格分裂症的概率比其他人高。

维系与孩子的情感纽带尤为重要，心理学家路德维希·詹努斯（Ludwig Janus）列举了一些个案，这些个案表明母亲不仅在吸烟时会伤害到胎儿，即使在母亲只是考虑抽烟时，婴儿的心跳也会增加。

我们需要知道，胎教对胎儿的良好发育并不是决定性的。首先，正如路德维希·詹努斯所强调的那样，母亲与孩子之间的情感纽带非常重要。尽管将来有很多机会去发展，但是基础是很重要的，而这个基础就是怀孕期间母亲和胎儿之间的纽带。

宝宝在子宫中暴露在多种形式多样的影响中。一方面，食物和其他东西，如药物或酒精，会通过母亲传递给胎儿；另一方面，母亲的内在心理过程（如恐惧和压力体验）通常也与激素过程（如释放压力激素）有关。

关于抑郁、压力和焦虑的影响，在 Zuckerman 等人的研究中，对 1 300 多名在怀孕期间遭受抑郁症困扰的母亲以及刚出生的孩子进行了检查。婴儿表现出具有明显的抑郁行为，特征为无法得到满足的哭泣。母亲的焦虑和压力对产后婴儿的主要影响是：3 个月时喂养困难，1 岁时注意力下降，2～7 岁儿童情绪和行为问题的风险增加，直到青春期，对儿

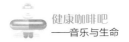

童情绪的控制和认知的调节都有着负面影响。

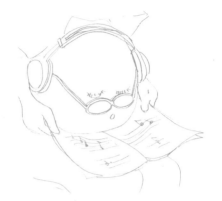

胎教（罗姗绘画）

（罗　姗）

第八章　音乐与婴幼儿

音乐表达的是那些无法用语言说出但却无法保持沉默的内容
——维克多·雨果

Musik drückt aus，was nicht gesagt werden kann und
worüber zu schweigen unmöglich ist
——Victor Hugo

　　音乐可以振奋情绪，可以同时满足家庭成员与婴幼儿的
多种需求，极大地提高婴幼儿及其家庭的生活质量。通常，
音乐就是人们接触到的最初的事情之一，它是一种跨越所有
文化领域的"通用语言"，而婴幼儿对音乐有着天生的敏感
性。如果提供给宝宝音乐环境，研究表明，6个月大的宝宝就
已经能够感知音乐的复杂节奏，一旦脱离音乐环境，这种感
知能力也会很快地消失。所以，婴幼儿的成长环境直接影响
着宝宝的音乐潜力和发展，而音乐教育是后天至关重要的因
素。研究表明，婴儿对音乐节奏律动的反应和参与的主动
性，要比对说话大得多。并且他们能表现出随着韵律快慢而
相应快慢的动作，比方说摇手里的小沙锤。音乐在许多场景

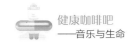
中自然发生在我们的周围,是一种适合与外界交流的活动和得到娱乐享受的技能,与音乐相关的活动让婴幼儿得到他们宝贵的成长发育条件:安全感和培养认知,这是提高宝宝智力健康发育的有利起点和重要因素。研究结果显示,婴儿在诞生后的几个小时就已经开始显示出大脑加工处理音乐节奏的征象:西方音乐的和谐调性片段主要激活新生儿大脑右侧的初级与高级听觉皮层,而不和谐调性则主要表现为在左下额叶皮层和边缘结构中出现激活现象。结果还表明,新生儿音乐处理底层的神经体系结构对音调的变化以及对和谐音和不谐音的差异都很敏感。婴幼儿大脑功能的优势构建得益于音乐节奏的刺激,在接触音乐的过程中显示出明显的发育优势。这与开始接受音乐教育的时间有紧密的联系,宝宝的音乐训练开始得越早,效果就越显著。音乐的节奏律动对新生儿来说在未来几个月里比音乐的旋律更有效。

根据联合国儿童基金发布的信息:早期刺激、与父母及看护者的良好互动是快速启动大脑发育以及终身学习的钥匙。对婴幼儿的大量研究结果表明,培养、激发儿童与父母及看护者的积极互动,可永久强化宝宝们的学习能力,甚至会永久性地改变大脑功能。儿童早期学习的影响可持续终身,并产生广泛的益处。到六岁时,大脑网络和神经通路的基础就会形成。在生命之初的1 000天至关重要,早期经历对大脑发育的起着重要的影响,是生长发育的关键阶段。这个阶段的大脑每秒钟能够建立 1 000 个神经元连接,这是之后任何一个生理阶段都无法再现的速度。这些连接有助于儿童的大脑功能和学习能力的发展,为他们未来的健康和幸福打下基础。超过 80％的大脑功能在孩子 3 岁以前形成,每顿饭中高达 75％的营养会作用于促进孩子的大脑发育。

"每当父母对年幼的孩子说话时,都会激发孩子身体的某种变化。这是对孩子的刺激,它将促进大脑(神经元)的连接。"

——联合国儿童基金会儿童早期发展项目高级顾问、神经科学家皮娅·瑞贝罗·布里托(Pia Rebello Britto)博士。

诺贝尔经济学奖获得者詹姆斯·赫克曼曾通过严谨的经济分析绘制出了"赫克曼曲线",显示出在零到三岁的早期发展阶段,教育和培训所收获的投资回报率是最高的。由于大脑的相关功能在一生当中具备一定的持续可塑性,所以我们可以一直享受着音乐和学习带来的惠好机会。婴儿的大脑需要并且依赖养育看护才能够健康地发育,科学地养育是促进和优化大脑功能和大脑结构的有效途径和方法。

音乐能够提高语言和社会生活能力,还能增进其他领域的认知水平。对于婴幼儿来说,母亲的声音是最好的刺激,妈妈亲昵的歌唱对宝宝是完善的沟通。儿歌、摇篮曲、古典

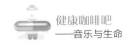

音乐,有科学家研究称我国的五声调式能产生更为和谐的脑波音乐,脑波音乐也能够为大脑提供良性刺激。那么,什么是脑波音乐呢? 首先,脑电图(electroencephalogram,EEG)检查是神经病学中使用的检查方法。这种最初的检查方法,可用来记录大脑的功能过程(希腊语为"encephalon")。它是由德国神经病学家汉斯·伯格(Hans Berger)于 1929 年开发的。大脑由数十亿个单独的神经细胞组成,它们通过无数的接触点(所谓的突触)相互连接,活性可以从一个细胞转移到另一个细胞。在传输过程中导致轻微的电气波动,被称作"突触电位"。单个突触的突触电势很低,无法使用皮肤电极进行测量。但是,当大脑皮层的某个区域被激活时,就会同时刺激成千上万的突触,从而产生可测量的总电位。测得的电压仍然很低,通常只有 10～100 微伏之间。在脑电波轨迹中可以区分出几种典型的波形。这些波形的发生和变化就可以提供大脑变化的迹象。在计算机程序的帮助下,专家再对创建的脑电图进行评估。根据频率、高度(振幅)和形状(陡度)分析各个轨道中测得的波动。

最典型的波形以希腊字母表示,并根据其频率(即每秒的振动次数)进行区分(单位:赫兹),儿童和成人的脑电图之间存在差异。

(1) Beta(β)(13～30 赫兹)。

这种快速的 EEG 波通常在清醒的成年人中(即大脑必

须处理感官印象时)出现。就是说当一个人精神活跃时,例如思考某件事时,就可以记录到这种波动模式。

(2) Theta(θ)波(4～8赫兹)。

修复波。极度放松,冥想脑波,修复力强,这些脑波通常发生在成年人非常累的时候或在睡眠的初期。

(3) Delta(δ)波(4赫兹以下)。

休息波。一般只有深度睡眠状态才会出现,这种非常缓慢的波动模式是在健康的人深度睡眠中发现的。

(4) Alpha(α)波(8～13赫兹)。

健康波。放松状态,高效免疫力。

其中,Alpha(α)波是理想的健康波,50～80次/分的BPM心率或者说音乐节拍,是学习、工作和阅读的最理想的波。在这个节拍的范围内,大脑会进入高效的创意、学习状态。这个脑波的节奏速度曲调柔和,能得到与冥想类似的效果。

同时,根据2019年10月16日奥地利杂志 *Der Standard* 的报道,θ脑波能够识别出意外情况,那些新的信息。在生活的过程中,我们不断在现有知识中接收到并添加新的信息。从这方面来说,成人大脑中发生的过程已经得到了彻底的研究,θ波在存储新信息方面似乎起着特别重要的作用。维也纳大学的发育心理学家 Stefanie Höhl 女士和 MPI 人类认知与脑科学研究以及柏林自由大学的同事们在当前的研究中

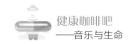

得出的结论是,θ波在婴幼儿学习新的信息的这个过程中十分重要。

是的,对孩子来说,没有什么比亲密、熟悉和爱更重要的了。当爸爸妈妈给宝宝唱摇篮曲时,宝宝们最能接收到温暖的关怀。为宝宝们哼唱摇篮曲能减少婴幼儿的情绪压力,改善呼吸的速度,起到调节血压、促进健康发育的作用,同时也能够减少父母尤其是妈妈们的焦虑和压力,促进家庭依恋关系和爱的发展。

朦朦胧胧记得儿时,母亲的歌声总是温柔甜美、爱意十足、民韵悠然,是我整个童年里一朵像蜜糖一般的存在:月儿明,风儿静,树叶遮窗棂……白色的窗纱、母亲身上甜美芬芳的馨香、干净柔软的床单、妈妈忙碌而欢快的身影,最喜欢的是捕捉她那飞扬的裙角,觉得真是漂亮极了,好想成为像妈妈那样美丽的女子……孩提时代那童真的快乐朝气蓬勃,是安全的、是向往的、是满怀期待的。

这首摇篮曲是最具代表性的一首中国摇篮曲,是那个时候大连歌舞团团长郑建春在黑龙江省尚志县采风,根据当地的民歌收录并改编而成,最早是由大连歌舞团演员徐桂珠在1962年首唱,传遍了大江南北。众多著名歌唱演员不断翻唱,电影电视也采用它的旋律和歌词,脍炙人口,流传至今。

奥地利作曲家勃拉姆斯创作了两首《摇篮曲》(Op. 49 - 4 和 Op. 91 - 2)。为法柏夫人创作的《摇篮曲》Wiegenlied Op.

49 No. 4 是最为人所熟知的一首。拥有一副美好歌喉的法
柏夫人 1858 年在汉堡指挥女声合唱团的时侯和勃拉姆斯相
识。多年以后，当法柏夫人生了第二个男宝宝，勃拉姆斯用
她喜欢的《维也纳圆舞曲》的风格稍作了变化，创作了这首脍
炙人口的《摇篮曲》送给了她。几年后，勃拉姆斯开始担任维
也纳音乐之友协会的艺术总监，并用他的名字命名了那座历
史性建筑里的其中一个最美丽的音乐厅，与金色大厅毗邻落
座，一廊之隔。这是一首舒缓流畅的三拍子歌曲，温柔如水，
如今有不同的改编的版本：钢琴版、弦乐重奏版……廖永昌
2008 年在维也纳金色大厅的舞台上诠释了一版纯美感人的
《摇篮曲》，深受当地观众喜爱，广受赞誉（https：//v. qq.
com/x/page/q034582eyp9. html）。

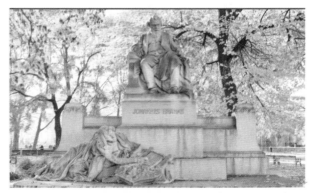

维也纳卡尔广场上目视着对面音乐之友协会的
约翰内斯·勃拉姆斯纪念碑（罗姗拍摄）

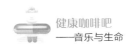

　　著名德裔英国女高音歌唱家伊丽莎白·施瓦茨科普夫（Elisabeth Schwarzkopf），与著名钢琴艺术家、艺术指导大师杰拉尔德·摩尔（Gerald Moore）在 1964 年合作演唱了舒伯特的那首经典《摇篮曲》Wiegenlied Op. 98 - 2 D - 498（Lullaby），这首歌以及表演艺术家们深受观众们的肯定和喜爱。这是艺术歌曲之王，奥地利浪漫主义时期年轻的作曲家，舒伯特（Franz Schubert，1797—1828）不到 20 岁时写的一首典雅婉约的摇篮曲。

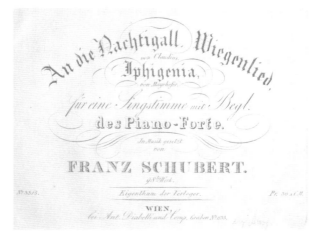

From the official Wiener Zeitung of July 10,1829

Schlafe，schlafe，holder，süßer Knabe，

leise wiegt dich deiner Mutter Hand.

sanfte Ruhe，milde Labe，

bringt dir schwebend dieses Wiegenband.

睡吧，睡吧，

我亲爱的宝贝，

妈妈的双手轻轻摇着你。

摇篮摇你快快安睡，

安睡在摇篮里，

温暖又安逸。

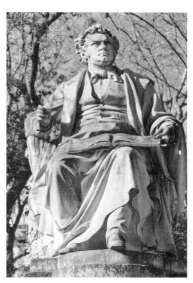

维也纳城市公园中的舒伯特纪念碑（罗姗拍摄）

（罗　姗）

第九章　音乐与青少年

一、音乐欣赏推荐

让我们来看看那些著名的作曲家们在青少年儿童时期所写的作品吧，这些作品无一不是那个年代深受喜爱的流行音乐，有着那个年代的流行音乐的组织构架，同时又能体现出青少年儿童的精神特色。

1. 《G 大调小步舞曲》（G-Dur Menuett und Trio, KV 1）

这首莫扎特 5 岁写的《G 大调小步舞曲》（G-Dur Menuett und Trio，KV 1）创作于 1761 年。莫扎特生于音乐世家，是当时的音乐神童，他的影响力一直持续到今天，仍是众位父母的心理标杆。他的音乐确实犹如神来之作，这和他的家庭对他的培养，以及他自己的努力分不开来。从他 5 岁时所创作的这个作品看来，他已经掌握了非常完备的基础创作技巧。乐曲听来平衡而快乐，速度不疾不徐，微带着孩童的活泼，非常健康，非常适合青少年儿童的节拍速度。

2. 《G 小调波兰舞曲无编号》(Polonaises Op. posth)

肖邦这位浪漫主义时期最具代表性的大钢琴家、大作曲家,在童年时的作品《G 小调波兰舞曲无编号》(Polonaises Op. posth)和《不太急的快板》(Allegro ma non troppo),节奏鲜明,内容丰富,旋律非常优美。7 岁的小肖邦的第一部作品使用了相对忧郁的小调,与莫扎特的《小步舞曲》听起来的情绪就完全不一样。当时波兰动荡,可以想象小肖邦内心情绪中潜伏的忧郁。曲目开篇左手就使用了八度这么大跨度的音程来强调乐曲的基调,这是一个拥有长长手指的钢琴小王子,浪漫主义音乐诗人的天才孩童。

3. 《德莱斯勒进行曲主题变奏曲》(Variations on a March by Dressler WoO.63)

贝多芬 12 岁时写的第一部作品与莫扎特的第一个作品比起来就显得成熟多了,他 1782 年创作的 c 小调《德莱斯勒进行曲主题变奏曲》(Variations on a March by Dressler WoO. 63)的节奏标示是 Maestoso,进行曲的步伐的速度,是他沉稳的心率的节拍,曲风已经是雄伟庄重的了,一个少年老成、内心澎湃的少年天才形象跃然纸上。他志向远大,胸怀抱负,从这首作品已经能看出端倪。这位小小少年 12 岁就已经受聘担任宫廷古钢琴与风琴乐师来赚取报酬并负起了养家的责任。他从小接受父亲严格的音乐教育,童年时代

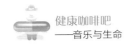
起就是享有"天才儿童称号"的神童了，极富才华，是承前启后划时代的音乐大师。

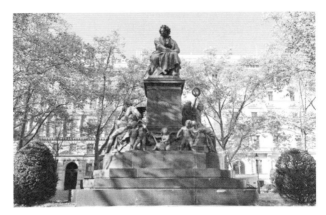

维也纳贝多芬广场的贝多芬雕像，脚下９个
天使环绕代表他的９首交响乐曲（罗姗拍摄）

　　音乐是节奏，音乐是声音，音乐是旋律。音乐是我们情感的一面镜子，使我们可以进入我们的灵魂。音乐能带给青少年儿童美好的生命体验并对他们的保健起重要的作用，尽管仍需要对音乐作用于青少年儿童的身心健康方面进行更深入的研究，但已经进行的研究表明音乐确实对年轻人的心理和生理健康具有治愈性的有益影响，音乐干预已经在临床用于对青少年儿童的保健和治疗领域。流行音乐泛指当代的流行音乐，每个年代都有自己所喜爱、大众所接受的音乐，与不同时期不同社会背景下不同文化下的社会状态和风潮紧密相关。本文主要探讨音乐与生命和健康的关系和意义，对于大众（非小众）喜爱的，由认知和文化所导向的音乐喜好和流行风格，对于大众的身心健康应都是有积极的影响和促进作用的。

二、 音乐与青少年健康的关系

身心健康的青少年离不开直接或间接地接触音乐。他们的身心健康不仅需要促进生活和学习的幸福感，还要关注和预防精神层次和心理方面的问题，如这个年龄段的抑郁症或焦虑症。在心理的问题被长期忽视的情况下，往往会导致身体产生生理疾病。心理健康对任何年龄段人们的健康和幸福都至关重要，但是对于仍在神经、情感、精神和身体上正在发育的青少年而言尤为重要。

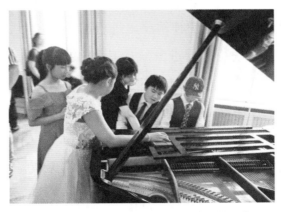

钢琴考试之后的快乐交流（罗姗拍摄）

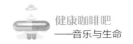
世界卫生组织有报告数据显示：

（1）10～19 岁人群占总人口的 1/6。

（2）精神卫生疾患占全球 10～19 岁人群疾病和损伤负担的 16%。

（3）所有精神卫生疾患中有半数始于 14 岁，但大多数病例未被发现，也没有得到治疗。

（4）在全球范围内，抑郁症是青少年患病和残疾的主要原因之一。

（5）自杀是 15～19 岁青少年的第三大死因。

青少年精神卫生疾患得不到解决，其后果会延续到成年期，损害身心健康，并限制成年后过上充实生活的机会。我们需要采取各种策略来捍卫和帮助青少年儿童的身心健康发育，音乐影响和音乐手段的干预能够起到广泛的积极效果，符合世界卫生组织所倡导的促进和预防措施。音乐不仅可以在青少年儿童的精神领域里进行卫生宣传，还能利用音乐疗愈的科学途径来促进健康成长和预防疾病。音乐一直是我们文化环境的重要组成部分，每时每刻都影响着人们。通常的音乐在诸如商场、餐厅、游乐场等公共场所作为背景音乐播放；音乐被大范围使用在各种公开或私人的活动和仪式上。音乐在生活的各个领域也发挥着重要作用：如工作和学习时，哄小宝宝入睡时，放松休闲时，达到调节气氛的目的。社区娱乐文化音乐如健身音乐、舞蹈音乐、现场音乐会、歌剧、舞剧、戏曲等。甚至在出生之前，我们就在子宫中受到声音和噪声的影响，从怀孕的第 30 周起，胎儿甚至会对听觉刺激做出反应。如果正确地利用音乐，对音乐有较全面理性的认知，那么音乐可以更好地提高个人控制能力，把控好情绪，对青少年儿童来说能更好地避免冒险行为，提高应对困难和逆境的能力，从而促进更有利的社会环境和社交网络的建立。

音乐与药物治疗作用于健康是通过两种不同的方式。对听音乐的认知程度对于健康是至关重要的。海量实验结果表明，虽然音乐能够刺激大脑奖赏机制而使得人们得到多巴胺的良性作用，但是听音乐的动机、听什么音乐能取得这个效果则取决于不同人的不同认知。文化背景的不同，地域民族习俗的不同，决定着对同一个音乐或相关音乐活动所获得的生物刺激水平。比如说京剧等文化国粹，年长的一辈们能从中得到美好的享受体验，而年轻的一辈如果没有专门接受过培养和教育，很多人就难以享受到其中的乐趣，进而得到大脑"奖赏机制"中的多巴胺效果，这就是"认知"所决定的。古典音乐也是如此，与我们中国的国粹戏曲文化一样，音乐是人类智慧的瑰宝，是珍贵的馈赠，我们需要增加对它们的了解方式，拓展认知范畴，除了能够提升修养与品味，更重要的是通过对音乐的正确认知和科学途径来享受到更高质量的生命和健康。

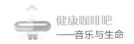

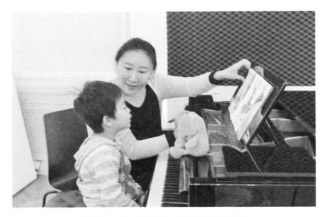

罗姗老师授课中（罗姗拍摄）

　　一般来说,青少年儿童的生长发育阶段较易发生情绪障碍,从而出现和情绪相关的身体症状,如紧张导致的胃疼、头痛及恶心等。抑郁和焦虑是造成他们生病和发生残疾的主要原因之一。这样那样的情绪问题可能会严重影响学业和前途,并造成社交问题,加剧孤独,从而导致其他问题。他们除了在生长发育期的情绪现象,行为上的现象也是较常见的问题,如难以集中注意力、多动等行为障碍会影响青少年儿童的学习质量,并可能导致犯罪行为。另外,神经性厌食症或暴食症是对健康十分有害的,而且经常与抑郁症、焦虑症和药物滥用同时发生。精神上的症状也必须得到关注,主要表现在这个年龄段特征的幻觉或妄想症状。更严重的问题是自残、自杀行为:酗酒、童年期遭受冷暴力等虐待、求助被忽视或被污蔑、网络媒体暴力或犯罪、校园暴力等都会导致这种行为现象的发生，这是严肃的问题，有可能发生在任何人的身边，应当引起社会的广泛关注和援助，尽可能在早期发现和治疗。

音乐的医疗作用可以临床应用到心理学科中的心理急救中、精神障碍的临床管理中。科学的管理方式可以满足不同年龄和发育水平的儿童和青少年的需求，能够增加自我表达方式和渠道，包括语言和非语言的表达方式和渠道，这对青少年儿童来说是非常重要的一点。音乐还可以抚慰和护理心理创伤。

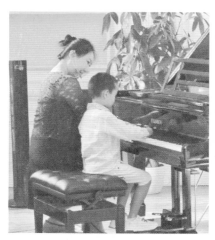

罗姗老师与小学员表演钢琴四手连弹（夏伟平拍摄）

除了这些功能，通过各种与音乐有关的活动，音乐可以帮助青少年儿童进行自我反思，通过与他人一起进行音乐活

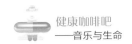
动来培养社交和沟通技巧，帮助年轻人识别思想和感情如何影响他们的行为，选择和定位自己，以及教导年轻人如何自我调节并帮助他们发展健康的生活和社交应对技巧。具体形式可以分为：参与到音乐中，与他人一同体验和协作；进行音乐学习来解决自我调节、应对技巧、情绪表达、社交互动、注意力集中等问题。比如，和音乐老师或者朋友一起听音乐，一起唱歌、跳舞，表演和排练剧目，进行歌词和曲式分析，进行音乐创作、即兴创作或演奏等。

（罗　姗）

第十章 音乐与中青年

一、音乐欣赏推荐

中青年这个生命阶段是我们生命中的精华年龄段，人生经验已经积累到一定的程度，有多方面的社会和家庭角色，责任重大，而且压力不轻。七情六欲、酸甜苦辣构成了人生中色彩最为丰富的画卷篇章。那么，我们该如何选择这个年龄段比较适合的音乐来欣赏呢？

1. 《春江花月夜》

旋律婉转优美，典雅精致，春字点明时令季节，春意和春色一下子出现在眼前，这江，这花，这月，这夜，处处是景是物，有滔滔潺潺的流水声，花蕊的馨香也扑鼻而来，有明月，有夜色，如斯情景，岂不是一副活生生的画卷从容不迫优优雅雅地在人面前展开？本曲诗情画意，古朴飘逸，是我国经典的传统民族音乐作品。傍晚，天色渐暗，享用晚餐之时或之后欣赏都好。在春天聆听正切题意，或者在每个想念春天的日子里欣赏。

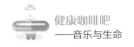
2. 《梅花三弄》

这首古曲描绘梅花盛开在萧萧冬季,白雪映着红梅,红梅在枝头上开得轻盈写意。风起而摇曳,却缓疾有度,潇洒不羁,那是何等唯美的画面,不禁令人动容而心绪肃穆宁静。梅,高洁芬芳,雅致脱俗,古人爱之。自唐代以来有不同器乐版流传,原是笛曲,后成古琴谱,宁静致远,格调高古。钢琴版丰富了音响结构,意趣充盈,有另一番艺术景象,让人回味无穷。在冬日的某个不疾不徐的清晨,一杯香茗,耳闻清音,眼目也会觉得明亮了许多吧。

3. 《高山流水》

俞伯牙遇钟子期,"知音世所稀"的千古琴曲。

4. 《平沙落雁》

志士胸怀高远飘逸。

5. 《百鸟朝凤》

旋律欢快热闹,一腔欢喜之情。

6. 中华民族的传统曲目

浩瀚如烟海,博大精深。自中国大型原创歌剧《木兰诗篇》在素有"世界艺术圣殿"之称的维也纳国家歌剧院上演,便开启了亚欧歌剧交流的新时代。"一对常看歌剧的维也纳夫妇表示,该剧的音乐非常美,是中国音乐与欧洲音乐的完美结合。他们非常欣赏用欧洲人熟悉的方式来介绍中国文化的尝试。"2008－09－01《光明日报》如是报道。

用对方熟悉的方式和途径来表达，才能够更好地加深不同文化间的了解。

7.《童年情景》(Kinderszenen，op.15)

舒曼二十几岁时写的这组《童年情景》，据说是回应比他小9岁的妻子克拉拉时常说他孩子气的回应。舒曼是德国浪漫主义时期极具才华的作曲家，他命名了这个组曲，并且每一首都有一个标题，这是区别于之前时代的特征。但是那个时期的命题与之后印象派的命题音乐是不同的，与印象派的德彪西的音乐或莫奈的画作的标题是有区别的。《童年情景》这个作品名字曾经叫做《童年故事》，由于舒曼对于文字的要求非常高，精雕细琢，最终定名为《童年情景》。现在留存的组曲一共 13 首，每首都不长，每首都有自己的一个场面、情景和标题，一个孩提时代才会经历的画面和感受。其中最著名的一曲是《梦幻曲》，是一首四部和声的作品。那是一个孩子的白日梦状态，有 4 个声部交织出现，一会儿他大声了，一会儿她大声了，一会儿大家一起说话了，一会儿一问一答了……循环反复，源源不绝，但有章有法。我们在听的时候就知道要寻找着不同的角色去听，听听看，有多少个角色有多少个动机响着？那是一个孩子构造的白日梦幻中的情景。是的，旋律的部分十分优美。

对于中青年的人们来说，从成人的角度和心态去欣赏这套曲子，是一个美好的体验，在工作中或午休时，可以收获到

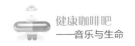
一份单纯而美好的时光。

8. 《中国加洛普》（Chineser Galopp, Op.20）

从未去过中国的老施特劳斯在他 23 岁时到瑞士湖边度假的时候,看到了《马可·波罗游记》,从此对中国产生了浓厚的兴趣。遥远的国度,神秘的色彩,都给了他热情和灵感,凭着丰富的想象力创作了这首二拍子的快速轮舞,节奏欢快又热情。2008 年的维也纳新年音乐会上还特别演奏了这曲《中国加洛普》,以此祝福 2008 年北京奥运会取得圆满成功。当时,中国著名钢琴家郎朗向全世界收看直播的观众致以新年问候,并介绍说,这首《中国加洛普》是维也纳新年音乐会献给北京奥运的特别礼物(中国驻奥地利共和国大使馆 2008/01/02 讯)。自 1987 年 11 月 29 日为了庆祝维也纳音乐之友协会 175 周年,在那里首演了此曲至今的 33 年中,一共在维也纳音乐之友协会内上演了 31 场,最近一场由爱乐世家维也纳交响乐团于 2019 年 2 月 3 日在金色大厅为庆祝中国新年的音乐会上演出。

"音乐之友协会"这个名字代表着太多太多。这座以举世闻名的音响而闻名世界的金色大厅,在维也纳爱乐乐团的新年音乐会上无数次惊叹四座,这座建筑物提供着无数令人兴奋的故事和细节。"

"Der Musikverein-ein Name, der für vieles steht. Weltbekannt durch die Akustik im Goldenen Saal, millionenfach bestaunt beim Neujahrskonzert der Wiener Philharmoniker, hat dieses Haus noch viele weitere spannende Geschichten und Details zu bieten. "

可是这首乐曲也受到了一些人负面的评价,与真实的中国有巨大差距。但这是作为一个完全没有到过中国,不了解中国的外国人,老施特劳斯只是凭着想象和向往创作了这首热情欢快的曲子,是他对中国人的印象和理解,就实际中国人应当是怎样的这一点进行争论是毫无意义的。就如同《图兰朵》中的中国与真实的中国肯定是有所差距的,但这是一部经典的著作,在现场欣赏歌剧是全然不同的感受,中央歌剧院把这部普契尼的经典歌剧引到了国内,并充分诠释出了感动、热情和信念,为身体注入活力。生活之上,艺术的殿堂。在繁忙的工作后,去歌剧院听歌剧吧,让心灵接受音乐在音乐殿堂里的沐浴,灵魂会得到休憩的。

当生活和工作需要动力、热情和意志力的时候,去听贝多芬吧,他是古典主义时期的巨人,他澎湃的英雄主义,他的激情与克制,无一不激荡震撼着人们的心灵,他也常写柔美甜蜜的乐段,但那种温柔是铮铮铁汉的柔情,是心有猛虎,细嗅蔷薇的魅力,"In me the tiger sniffs the rose",不禁让人感叹,触及心灵。

还有瓦格纳、马勒、肖斯塔科维奇、拉赫玛尼诺夫、勋伯格等这些乐坛大师们,这个年龄阶段可以再去听他们的作品

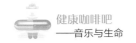
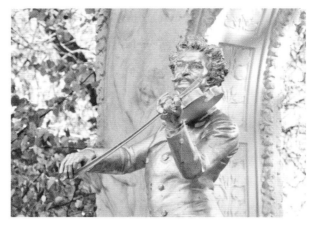

在维也纳第一区的城市公园中的
约翰·施特劳斯纪念碑（罗姗拍摄）

了,这时可以从中品出曾经经历过的那些几乎所有滋味,那些崇高的理想、野心勃勃的肆意、悲愤无奈的颓然、受过的委屈和遭遇、生活中的喜怒哀乐,看清的、释怀的,都能够再一次体味并最终得到升华。听他们的作品吧,从那里得到滋养,继续前行。

二、 音乐与中青年的健康

音乐是自然的,是来源于生活并属于每个人的,所以即使对音乐知识不了解或没有受过音乐训练,都不应该阻挡我们接触音乐,享受音乐带给我们的健康快乐和种种益处。重要的是有意识地加深对音乐的了解并建立与音乐的联系,音乐是一种语言,人们可以通过音乐来表达自我以及进行交流。音乐本身不是目的，而是途径。

> "音乐的好处是无须开处方就可以获得，
> 唯一的副作用是具有治愈疗效"
> 安德烈亚斯·马蒂（1964）

> Das schöne an Musik ist，dass sie rezeptfrei erhältlich ist
> und als einzige Nebenwirkung eine heilende Wirkung hat
> Andreas Marti（1964）

舒缓音乐曲目单推荐

（1）东蒙民歌 Pastoral：牧歌，马头琴。

（2）德弗札克：八首幽默曲，作品 Op. 101 – 第七首（Dvorak：8 Humoresques，Op. 101 – No. 7 in G flat major）。

（3）莫扎特：D 大调奏鸣曲，给双钢琴，作品 K. 448 – 第二乐章（Mozart：Sonata for 2 Pianos in D major，K. 448 – 2. Andante）。

（4）拉威尔：水之嬉戏，作品 M. 30（Ravel：Fountains，M. 30）。

（5）德布西：贝加马斯克组曲，作品 L. 75 – 第三首：月光（Debussy：Suite bergamasque，L. 75 – No. 3 Moonlight）。

（6）莫扎特：D 大调第十八号钢琴奏鸣曲，作品 K. 576 – 第二乐章（Mozart：Piano Sonata No. 18 in D major，K.

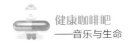

576 - 2. Adagio）。

（7）舒曼：森林情景，作品 Op. 82 -第一首（Schumann：Forest Scenes，Op. 82 - No. 1 Entry）。

（8）李斯特：六首安慰曲，作品 S. 172 -第三首（Liszt：6 Consolations，S. 172 - No. 3 Consolation in D flat major）。

（9）贝多芬：F 大调可爱的行板，给钢琴，作品 Woo 57（Beethoven：Andante Favori for Piano in F major，Woo 57）。

（10）贝多芬：a 小调第二十五号小品，作品 WoO 59《致爱丽丝》（Beethoven：Bagatelle No. 25 in A minor，WoO 59 - For Elise）。

二、音乐对中青年的影响

1. 音乐对中青年保持健康和预防疾病的积极作用

中青年的健康标准概括性如下：

如果生活节奏过快，或缺乏关于健康的认识和知识，就容易导致对身体的健康的早期忽视。为了尽量避免这些情况，希望大家能够在忙碌的工作与生活之余，每天或每几天拿出一小段时间，关注一下自己的身体和心理健康，有问题就可以及早发现，及时调整，以保证健康幸福的生活质量。

具体应该怎么做呢？首先，选择一段音乐，随着韵律和节奏，呼吸能够很容易、很自然地被调整到合适的、有弹性的轻松状态，然后内视心灵，外观身体，感受一下心里和身体哪里舒适，哪里不舒适，尝试找出原因。这是一段自己与自己独处的时光。多给自己一些注意力，在音乐的加持下，只是欣赏一支或几支曲子的时间，就可以完成一次或几次简单的自我治愈和调整。如何检查呢？进行自我心理和身体检查时，简单关注一些健康标准，扫描一下自己的精神状态和心理情况。比如：嗯，记忆力还可以；想象力也不错；与人对话交流时逻辑挺清楚，不会颠三倒四的；注意力也可以集中；情绪起伏变化不会太快太大，能克制住怒气也能控制住特别喜悦特别激动的情绪；人际关系还不错，有人愿意帮助自己，也愿意向别人伸出援手，有同情心；工作和任务能坚持完成，一般的辛苦和困难也会克服；对新事物也挺好奇但有分寸，对与自己不一样的观念和知识抱有开放和包容的心态，能求同存异；学习能力也还可以；与大众的心理活动和伦理道德观念基本差不多；周围环境的变化基本都可以适应。

身体方面比如听、触、看、尝和闻的能力正常，说明感觉神经系统和感觉器官健康；颈、背和腰经常酸痛就提醒要保持好正确挺拔的姿态；肩膀、手指、膝盖和脚踝关节都灵活自如；头发、指甲、皮肤和牙齿都挺平滑，有光泽；呼吸通畅不费力；新陈代谢也比较有规律。

有了音乐的陪伴，可以轻松地耐下心来，就很容易收集到以上这些对自己非常有用也很重要的讯息，有很多小细节是平常一忙碌就容易忽视掉的，一些与上面不相符的情况

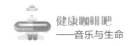
就需要及早发现和调整了。

2. 音乐治疗和护理

音乐作为一种疾病治疗手段和方法，是一门以实践为导向的科学学科，与科学的各个领域密切互动，尤其是医学、社会科学、心理学、音乐学和教育，并已经针对性地应用于临床疾病治疗，促进身体和心理的健康。术语"音乐疗法"是针对不同音乐疗愈概念的概括性名称，与药理和物理疗法相反，这些音乐疗法概念的本质是心理治疗。音乐疗愈的手段和方法同样遵循深度心理学、行为疗法、特殊教育、人智学。在多年前，音乐治疗就已经临床用于阿尔茨海默病、智力迟缓、精神分裂症、抑郁症、自闭症、焦虑症、高血压、脑卒中、心血管疾病、糖尿病、慢性呼吸系统疾病及乳腺癌等疾病的治疗和后续护理，躁郁症、创伤后应激障碍、精神障碍患者的心理治疗，重症监护医学中的镇痛和镇静治疗管理，处理非特异性、功能性生理不适，心身疾病和行动障碍（如无法解释的功能性不适或疼痛），因躯体疾病（如癌症、糖尿病）而导致的调节障碍、饮食失调、人格障碍等疾病的治疗和护理。

专业的音乐治疗需要专业的音乐治疗师，他们在针对各个年龄段的预防、治疗、复建和镇痛领域以及术后护理领域里工作。他们为患有生理、心理和精神疾病的患者以及处于危机和冲突局势中的人们提供治疗，包括健康损害、残疾、生理和心理障碍以及发育障碍。越来越多的医院、医疗机构、护理机构、疗养院和特殊护理机构都配置了专业的音乐治疗师。

海量的临床和科学研究实验结果表明,日常的音乐聆听会对我们的健康和生命产生明显的积极影响,并且人们日益认识到音乐对于人们保健和疗护是一个重要的研究领域。经过近百年来的临床研究和实践证明,音乐可以促进新陈代谢、消除疲劳和身心紧张。选择舒缓合适的音乐对睡眠的帮助巨大,而良好的睡眠质量和睡眠习惯与健康有着巨大的关联。根据最近的研究表明,长期学习音乐对促进智力的发育、发展和身心健康有显著的效果。Costa-Giomi(2012)研究结果表明,参加音乐课程可以让其他认知领域的能力显著增加。当然,舞蹈、律动乃至运动对健康的重要性也同样明显,这些项目都与音乐紧密连接,相互支持,相互作用。除了日常听音乐或接触音乐以外,演奏乐器对于保健和疗愈也起着重要的作用。我们所说的吹拉弹唱,外可调节眼、面、口乃至全身肌肉功能,内可调节五脏六腑和神经内分泌功能,锻炼大脑,舒展经络,化瘀解郁,滋养心扉,达到延年益寿的目的。

3. 什么样的音乐对中青年的健康有不积极的影响或消极作用呢?

室内的电子类音响若超过 60 分贝,对听觉神经、心血管

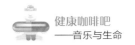

系统、消化系统没有好处,甚至会造成不良影响。可以注意音量,避免太大声,以觉得悦耳舒适为上。

（罗　姗）

第十一章　音乐与老年人

一、音乐与老年人的健康的关系

　　美是治愈的,所以被追求和向往,我们应当学会欣赏美,提高审美的能力,给自己创造出一个美的环境和明天、未来。心中有美,方寸之地也是天堂,感悟音乐就是感悟美,年纪越来越大的人们尤其需要舒畅身心,使乐而忘忧者,乐也。各式各样的音乐能让人徜徉其中,领略到不同的心境情绪、地域风光,异国情调,古今时代,以及形形色色的人生舞台,不同的社会角色,意趣盎然,生机勃勃。

　　当人们的年纪增长,进入退休生活或者逐渐步入老年,都不希望遭受任何疾病或命运的折磨,可以安享生命的夕阳红。但在这个生命阶段,身体却更容易受到疾病的侵袭。国内外大量的临床科学研究表明,通过音乐对于人的感官刺激和音乐治疗学科的不断发展,给人们的生活提供良性的积极的干预,能够增加人们的生活质量,尤其是防止和延缓老年人和衰老化人群的生理和心理以及精神方面出现的功能退

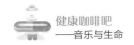

化以及病变等健康问题。比如说,听音乐、唱歌跳舞、与音乐相处,甚至亲自进行创作和编排,可以创造出对心理生理健康不可或缺且有治愈效果的掌控感、自信心和安全感以及社交圈。音乐能够让我们享受到社区交流的丰富体验和快乐,如果上了年纪的人们能够在表现自己的舞台上快活地展现自我,又唱又跳、又笑又闹地交流,在对应的音乐中被唤起回忆并相互交换,是对这个年龄生理阶段十分有益和有效的交流方式,也十分重要。几乎所有的病证都会在那些美好的时光中暂时失去存在感而暗淡下来,而这实际上是对身体功能朝向健康发展的有力促进,在医学的角度上,这就是恢复和保持健康的有效治疗行为。音乐,能够打开退休者的心灵;音乐,能够给人们的生活带来热情;音乐,能够使我们的梦想成真;音乐,是治愈身体和心灵的良药。全球范围内越来越多受过专业音乐疗愈训练的专业机构涌现出来,针对老年人群进行服务和临床研究。一些实践应用机构会提供这些专业而美好的医疗服务,在银发一族的心理和生理健康的医学领域里发挥着重要的作用。在这些过程中,他们得到100%的关注,实践表明,人们通过这一系列音乐、艺术的医疗途径感受到了乐趣、感觉到自己更加年轻,能获得童趣和轻松的心情。

每一代人都有一段属于自己的音乐。这些珍贵而特殊的音乐连结着他们自己的重要情感,当他们的那段音乐响起时,音乐所触发的记忆会以电影画面的方式被唤起。研究表明,在对阿尔茨海默症等一系列疾病的治疗中,唤起记忆以及触发语言能力对大脑的神经有重要的良性影响和巨大的积极作用。所以,针对性演奏或播放正确的音乐并使其参与其中以触发语言和身体的交流行为,这在保持健康和治愈疾病的过程中是具有非凡效果和特殊的医学意义的。听、触、觉、味、嗅的感觉神经系统对进入衰老的生理阶段中人体健康尤为重要,是大脑对于当时的反应和产生记忆的关键。

让人们在相应音乐中度过一段良性的时光,在此期间与他们交谈,吃一点小点心,伴一盏香茶饮料,一起唱歌和跳舞,一起演奏乐器等。这种音、画、味、情与景兼具,可熏染心灵有益身心。提高艺术审美能力,学习如何去听美音、触美物、看美景、尝美食、闻美味是培养老年人良好心理素质、实现美学对生命健康实用帮助的有效方式,是让人们享受更高品质更健康的晚年生活的必要途径。

据《柳叶刀》杂志2019年11月23日报道,世界卫生组织欧洲区域办事处发布了第一份关于艺术促进健康的报告:"艺术可以帮助管理和治疗身体和精神疾病。音乐可以在术前降低心率和血压,并减少术后的焦虑,疼痛和止痛药的使用。唱歌可以帮助呼吸系统疾病的患者,音乐和舞蹈可以帮助卒中后患者运动康复,舞蹈可以改善帕金森病患者的运动成绩,音乐可以帮助痴呆症患者进行日常生活活动。尽管在

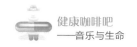
重度精神疾病患者中证据更为混杂，但在合唱团唱歌，制作艺术或击鼓可以缓解焦虑和沮丧。从更广泛的意义上讲，可以促进社会凝聚力，并通过参加手工艺，唱歌或管弦乐队来解决一些不平等现象，从而有助于接触边缘群体。除了有益于健康和促进健康外，负面艺术活动的风险也很低，并且通过一些艺术活动可以证明健康活动的成本效益。"

二、 音乐对延缓衰老的积极作用和途径

逐渐迈向衰老的人们如果遇到人际关系紧张或遭受精神上的打击或委屈，很容易想不开，感到痛苦乃至损害健康。这时，需要让自己尽量有意识地开阔心胸，主动寻求幸福和快乐途径，自己帮助自己，或寻求他人的帮助。通过听音乐或参加文艺活动，培养对音乐的兴趣爱好。

音乐艺术是高品质但又朴实自然友好的方式，音乐是有益的兴趣爱好，它能使生活变得美好，人也随之变得积极和开朗，当沉浸在音乐当中时，压力、空虚、坏情绪都会被抵挡在外。比如可以学唱一段戏曲、影视歌曲，欣赏传统音乐、古典音乐，反复回忆和亲身演奏或演唱在记忆中熟悉的旋律，有助于记忆力和身体健康，音乐能立刻带入童年时期的美好回忆，童年的游戏、祖辈对自己的宠溺、录音机播放的背景音乐中发生的生活琐事，青春年少、风华正茂的美好时光，仿佛回到了精力旺盛青春蓬勃的那个年代，不断去回想、感受活

泼的生命力，让自己保持精神上的乐观和积极，达到延缓衰老的目的。而学习新的旋律有助于保持健康，改善自主神经的功能和神经内分泌功能，达到防治疾病的目的。

三、　音乐也是有效链接青少年与祖辈的纽带

接触一些孩子们喜欢的音乐，教授孩子们一些传统音乐，培养共同的爱好和交流对同一个音乐的认识会加深祖孙之间的了解和互动。隔辈之间是甜美亲密的关系，那是一种纯真对纯真，活力对活力的紧密吸引力，和相互的爱意。他们相互之间很自然就能相互逗笑彼此，年长者会自然多说话、讲故事、讲笑话、做游戏、听音乐让自己体验到玩乐的享受，与年轻人、儿童们在一起感染到青春盎然的年轻气息，既收获天伦之乐，亲情幸福感，也达到保持年轻，有利于延缓衰老，达到开阔心胸的健康目的。

四、　感悟音乐和学习

领略到音乐的美虽然是自然的，但加深对不同音乐的了解会扩展自己的音乐品味，增加情景趣味，"想了解得更多一点"，是一种生命力的体现。除了多多欣赏不同类型、不同时代、不同形式的音乐之外，如果能够积极参与，那么对健康的疗效无疑是更高级更有效的。创作音乐乍一看对没有接触过专业训练的人们好像是高难度的，甚至不可能的。但是实

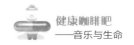
际上这是可以做到的，并非高不可攀的，只要有心追求，有创作的想法，那么一定要鼓励自己的热情。最简单的是把脑海中的旋律哼唱或演奏出来，用录音机录好，可以使用一些的手机或电脑音乐创作 App 软件，来修正和润色这个旋律，可以自己选择不同的音色和乐器或者人声，甚至加入其他的声部，操作起来并不困难，并且当今已经出现对退休一族十分友好的手机和电脑端的软件 App，字幕大，界面简单明了，相信随着时代的进步科技的发展，会有越来越多针对退休一族越来越好用的智能工具。如果想再提高创作技巧，目前除了网络上有很多开源开放的入门教学视频音频或教材，也可以报名音乐培训课程，或请教懂行的人士。创作是造物主送给每个人能保持青春的伟大能力，创作时需要开动脑筋，冥思回忆，脑海里必然重温以往流金岁月，孩提时代的纯真，年少时期的烂漫，青春时代的燃情岁月，中年时期的拼搏奋进，这是十分必要和有益处的，对大脑和身心健康的按摩，还能锻炼意志，可以治疗精神上的创伤，是冲淡和消除不良情绪的良药，是非常有效的疗愈方式。

五、 参加到音乐活动中

报名参加音乐教育培训，参加各类演出，参加乐团，饰演歌舞戏剧中的角色，参加歌舞团、合唱团，参加音乐疗愈机构的音乐项目，参加音乐律动学习和表演等音乐文化娱乐活动，是理论和临床实践证明的有效疗愈手段。

以下内容引述音乐疗愈临床科学数据。

音乐对于人类的健康有着至关重要的疗愈作用。所以加深对音乐的理解将有益于或大大提高音乐对于人体心理生理健康的保持以及治疗作用。那么如何提高体内对健康有良性影响和治愈疗效的有益物质的分泌以及合成，以及抑制体内那些影响我们生理和心理健康的物质的水平呢？生物压力指标——皮质醇和α-淀粉酶，是人体在不同压力条件下产生的生物学标记物。在日常生活中听音乐可以减轻压力。德国马尔堡大学的心理学家在2015年的一项研究中证明了这一点*。55名测试人员参加了这项关于主观幸福感和听音乐行为问题的调查研究，同时，记录其应激激素皮质醇。数据表明，音乐的减压效果与听什么音乐无关，而与听音乐的个人原因有关。

来自临床生物心理学教授Urs Nater领导的音乐与健康实验室的研究人员研究数据显示，每当听音乐放松时，测试对象不仅报告了较低的压力，而且唾液中的皮质醇水平也较低，尤其是在下午和晚上。另一方面，音乐的类型（例如，悲伤或快乐、平静或活泼）对听音乐后的主观感觉压力没有影响。但是，这里出现了一种不同的联系：被描述为平静的音

---

*　Linnemann A，Ditzen B，Strahler J，et al. Music listening as a means of stress reduction in daily life [J]. Psychoneuroendocrinology，2015，60，82－90.

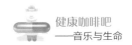
乐预测了唾液中较低的α-淀粉酶浓度,而与听音乐的原因无关。除皮质醇外,α-淀粉酶还是压力的另一种生物学标记物,显然是人体在不同条件下产生的。

这些研究结果说的是音乐可以降低压力水平,无论听什么风格的音乐。但是格调平静的音乐会让人变得更轻松,无论是为什么听这个音乐。如果是抱着想寻求放松的目的听音乐,那么得到的放松效果更显著。

他的另一项研究*表明听音乐要有偏好,要有目的地听,以促进音乐对健康地作用。当参与者自由选择自己喜欢的音乐时,他们会选择具有某些结构特征的音乐来促进这种治疗效果。他的这项研究,由53名测试参与者进行为期一周的调查和通过测量皮质醇的浓度(被认为是压力指标)来检查测试对象的唾液。乌尔斯·内特(Urs Nater)博士在总结研究结果时说:"听音乐对我们的日常生活有什么影响,取决于是否存在其他人。""在一个团体中,无论是否以此为目的听音乐,音乐对缓解压力的效果都会增加。"

在这种结论下,我们建议对于需要缓解压力和抑郁的人们在社区或群体中听音乐,也就是说任何可以听音乐的室内、室外场所。比如,在家中、咖啡吧、音乐厅、活动中心以及可听音乐的广场、公园等地方,疗效更显著。

---

* Linnemann A, Strahler J, Nater U. The stress-reducing effect of music listening varies depending on the social context [J]. Psychoneuroendocrinology, 2016, 72, 97 – 105.

根据来自中国 Ageclub 的数据，目前我国老龄化的程度，60 岁以上人口占 17.8%，50 岁以上占 30.2%。从后年开始，每年 60 岁以上人口增长会上升至 2 000 万以上。这一部分人群曾经年少，曾经青春蓬勃，那些流淌着金色岁月的经典旋律好像就在昨天，动人心魄的音符还跳动在耳边。青涩懵懂的回忆播放着年轻的画面，热烈而奋进的脉搏咚咚作响，好似又回到了那个激情燃烧的年代。每每听到那个时代的旋律都仿佛被怀旧的气氛裹住，那些经久不衰的老歌，哪个不是最爱？那是一篇篇故事，一部部电影，那是焕发着青春，迸发着热情的火一般的年代！徜徉在《希望的田野上》，温暖便从心中升起，欢快而充满阳光；当起了《映山红》的调子，那抹红色就直泛上面颊，闪闪发光；当《英雄赞歌》响起，难道岁月不峥嵘；"东方红，太阳升！"胸怀舒阔，蓬勃的生命力源远流长，气势如虹；还有那《草原上升起不落的太阳》《青藏高原》的调子是多么高亢嘹亮。《冰山上的来客》浪漫而经典，《花儿为什么这样红》那是我们崇高的理想和英雄主义信念的光芒！

西方古典音乐是一种非常讲究的艺术，格调高雅，体现的是均衡和谐有秩序的一种美，她发人深思，洗练而有逻辑，所以《牛津字典》里使用了严肃认真"serious"这个词来诠释古典音乐，我们时常也听到严肃音乐这个词汇，就是指古典音乐。在欧洲古典主义时期大概 19 世纪初期，古典音乐一词原是指古希腊古罗马的经典的古代，因为人们倾慕古代的

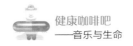
文化精粹,想要恢复那个时期的文化艺术。

古典音乐是表达感情的,并非高不可攀不食人间烟火,在创作和表达的时候,刺激多巴胺的分泌,带给我们快乐满足的积极感受。如今,古典音乐泛指并约定俗成化地包含了从西方古代到西方现代音乐的不同时期、不同风格以及不同流派的音乐。在人们步入老年时,正是开始回味所有音乐,体味曾经的熟悉旋律,以及旧曲新听的全新感受阶段。巴赫,西方音乐之高峰:他创作的音乐织体严谨,结构繁复,他在他那个宗教影响深厚浓重的时代中也是热闹世俗地生活,简明平实,亲切天真,也毋庸置疑的超凡脱俗。以亨德尔、巴赫为代表的巴洛克时期的器乐的地位已经上升到可以与声乐比肩,四部和声进一步发展建立,大量的新音乐题材呈现出来。这一时期的音乐格调明显如"巴洛克"这个词汇的本意"畸形的珍珠"一般华丽而繁琐,是现代演奏会的前身,已经与之前文艺复兴时期的井然有序不同。虽然巴赫的音乐作品在当时是站在时代前沿的,但对于我们生活在现代的人们来说,他的音乐仍旧古典优雅,克制而严谨,但这并不妨碍我们欣赏到他作品中的激情却高贵,厚重却不耽误从容和轻盈。巴赫的去世代表着巴洛克时代的过去,之后的贝多芬开启了古典主义时期的辉煌,同时推荐给银发一族们他的巨著:《欢乐颂》,这是贝多芬的第九交响乐的第四乐章 Presto人声的部分,也是他创作生涯的巅峰。

巴赫的《哥德堡变奏曲》BWV988，全曲弹下来已经是一场音乐会的长度，最为著名的要数《勃兰登堡协奏曲》BWV1050，其中的 Allegro 轻快活泼。

《法国组曲》和《英国组曲》以及《帕提塔》《勃兰登堡协奏曲》《独奏小提琴奏鸣曲与组曲》《无伴奏大提琴组曲》一样是由 6 首舞曲组成，巴赫把《法国组曲》献给他的第二位妻子安娜，夫妻感情深厚。

人类创造的物质和精神财富凝练而成了文化和艺术，是滋养民族精神的巨大力量以及推动人类进步的重要源泉。历史长河中洗去了多少浮华，唯有文化，以物质或非物质的形态长留人间。而我国的戏曲文化艺术是我们民族精神的传承，用多种方式在民间代代相传，有着极强的生命力，是从古到今我华夏民族赖以慰藉的精神与心灵依托。我国广大民众对于戏曲艺术怀有深厚的情感，戏曲是中华文化不可分割的组成部分，伴随着历史的发展，影响着一代又一代中国人的精神世界和人生目标。千百年来华夏子孙从戏曲说唱等文化艺术作品中源源不断地汲取与传承着中华民族的美德和智慧。戏中有英勇不屈的忠臣良将，勇御外寇；有忠正义士，刚直不阿；有历经磨难的悲欢离合，感天动地的忠贞爱情，为观众们面对生活的磨难，增添了乐观心态，为他们追求自由和幸福提供了动力。从戏曲艺术中可以树立道德标准，汲取人生智慧，了解历史发展，获得人生经验。中国戏曲对

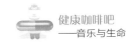
于民族文化的延续和民族精神的弘扬发挥了无可比拟的重要作用。而戏曲艺术不仅是我们的国粹，更是整个人类的文化艺术瑰宝，博大精深，典雅高贵。听戏和唱戏，都令人身心愉悦，陶冶情操，还可以锻炼身体，建立积极的社区交往，促进健康的人际关系，增添生活情趣，提高艺术修养，抒发内心情感，提高生命和健康的质量。我国不同地区、不同民族几乎都有自己的戏曲，根据地域、习俗、方言形成了不同风格不同流派的戏曲艺术，百花齐放，历久弥新。京剧、昆曲、越剧、黄梅戏、评剧、豫剧、曲剧、河北梆子及秦腔等，据不完全统计全国有360多种戏曲剧目，几乎每个民族每个地区都有自己的戏曲剧目。昆曲被誉为"百戏之祖"，是中国传统文化艺术中的珍品，如《长生殿》《牡丹亭》；越剧的前身，是浙江嵊县一带流行的说唱形式——落地唱书，清光绪三十二年（1906年）春，开始演变为在农村草台、庙台演出的戏曲形式，称"小歌文书班"，简称"小歌班"，代表剧目：《西厢记》《红楼梦》；评剧代表剧目：《花为媒》《杨三姐告状》；豫剧唱腔铿锵大气，抑扬有度，如《花木兰》《穆桂英挂帅》；淮剧是一种古老的戏曲剧种，流行于江苏、上海和安徽等地，经典剧目如《西楚霸王》《蓝桥会》；秦腔流行于中国的西北地区，又叫做梆子腔，风格苍凉古朴，代表剧目如《三回头》《八义图》；河北梆子流行于河北、天津、北京等地区，如《呼延庆打擂》《王宝钏》等经典剧目。

《京剧贵妃》醉酒又名《百花亭》，源于乾隆时一部地方戏《醉杨妃》。该剧经京剧大师梅兰芳倾心雕刻，是梅派经典代表剧目之一，尤以开场的四平调最为经典；现代京剧《智取威虎山》，由上海京剧院于 1958 年根据小说《林海雪原》改编、创作。童祥苓、张学津、耿其昌、沈金波、齐淑芳、王梦云、施正泉、贺永华及孙正阳等曾主演该剧，影响颇大。"迎来春风换人间""今日痛饮庆功酒"一经演出很快流行传唱。而《沙家浜》《红灯记》等众多脍炙人口的现代京剧，现在回想起来每每亲切熟悉，父母祖父母时常哼哼唱唱，到现在仍是如此，不止常常从手机电视里找出来播放着，从厨房里还经常传出他们透着滋味的唱词段子，透着心情那个舒畅。那些经典旋律朗朗上口，时不时兴致到处还学着他们有模似样地唱将起来："（白）奶奶，您听我说！我家的表叔，数不清，没有大事，不登门。虽说是，虽说是亲眷又不相认，可他比亲眷还要亲。爹爹和奶奶齐声唤亲人，这里的奥妙我也能猜出几分。他们和爹爹都一样，都有一颗，红亮的心。"一字不会差，自己唱着，美着美着，很是开心。

近几十年来戏曲艺术是涌现出大量优秀的新编剧目，在传统的基础上融合了当代意识和影声舞台等新的表现形式，如 3D 全景声京剧电影《曹操与杨修》、3D 昆剧电影《景阳钟》。戏迷票友以及听众们可以通过电视、影视、网络媒体平台欣赏戏曲节目，也可以到戏院、剧院身临其境体验更佳。

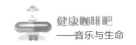
参加社区或戏曲文化节日活动是一个非常美好的观戏方式，可以体验沉浸式演出方式、加强互动、参加不同剧种戏剧活动、戏曲展览等，近距离感受其独特的魅力。

（罗　姗）

生命中，更多的需要一些思考，

慢下来，静下来，

听一听自己的心音，观一观叶落的飘零，

告诉自己，活着就是幸福，健康的活着就更幸福。

不论世事如何变迁，

或早或晚，

或快或慢，

或今生或来世，

我们终会回到最初的原本

一切的遇见都是必然，

一切的经历都是沉淀

音乐，无时不在，无处不在我们成长的过程中，

音乐的力量是无与伦比的，

我们曾听过一首歌，

"阳光总在风雨后，请相信有彩虹，风风雨雨都接受……

"不经过风风雨雨，怎能看见美丽的彩虹？"

在生命的旅途中，失败和挫折是必然。

当宁静的夜晚倏然安静下来的时候，

独处的我听到的是水塘的蛙叫和树上的蝉鸣，

当新的一天来临、太阳升起的时候，

我们听到鸟儿的叫声，花开的声音，

不知不觉在岁月的年轮中长大成人，

命运从来不偏袒任何人，

却一定垂爱认真生活的人。

（散文诗　杨青敏/音乐　罗　姗）

第四篇

音乐与疾病

第十二章　音乐与中医

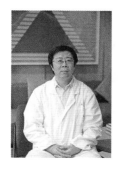

　　贯剑，副主任医师，博士，博士后，国家自然科学基金评审专家、上海中医药学会治未病分会委员，致力于中医药治疗肿瘤、失眠、心脑血管疾病等内科病以及不孕、月经不调等妇产科病，长期从事中医知识科普和中医文化宣传。

一、 优秀中医音乐欣赏推荐

1.《胡笳十八拍》

　　本曲是蔡文姬用胡笳的音调翻入古琴中而创作，具有新颖风格的音乐，采用宫、徵、羽三种调式，共18段，两大层次，以感人的音调诉说了蔡文姬一生的悲苦遭遇，反映了战乱给人民带来的深重灾难，抒发了对祖国、乡土的思念和不忍骨肉分离的强烈感情全曲音乐形象十分鲜明。本曲旋律富于起伏，高则凄楚，低则哀怨，上下跳跃，对比极其强烈。气贯长虹，感情深沉，完整统一。

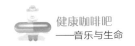

中医学认为,该曲属于养肝曲目,临床上肝气容易郁滞,常常出现抑郁、易怒、口苦、乳房胀痛等症状。肝需要调达,这首曲子中属于金的商音元素稍重,可以克制体内过多的木气,同时曲中婉转地配上了较为合适的属于水的羽音,可以很好地使肝木滋润调达,可以克制旺盛的肝气,以免过多的肝气演变成火。

2. 《紫竹调》

《紫竹调》是流传于江浙沪吴语区的传统小调歌曲,起源于春秋战国时期的民歌。其词其曲,皆有浓厚的吴风。乐曲形象地表现了男女两情相悦的情景,调式转换有规律,旋律柔美。民乐二胡古筝笛子悠扬、委婉,极富江南乡土气息,富有感染力。

中医学认为,该曲属于养心曲目,临床上心容易出现失眠、心慌、胸闷等症状,养心气最需要的是平和,这首曲子中运用属于火的徵音和属于水的羽音配合,补水可以使心火不至于过旺,补火又可使水气不至于过凉,利于心脏的功能运转让心气平和下来。

3. 《十面埋伏》

《十面埋伏》是以楚汉相争的历史为题材而创作的琵琶独奏曲,乐曲整体可分为三部分,由十三段带有小标题的段落构成,乐曲用标题音乐的形式描绘了激烈的战争场面,整个曲目回环曲折,慷慨激昂,振奋人心,有着丰富的感情色彩。

中医学理论认为,该曲目是养脾曲目,临床上脾胃容易积滞和失和,出现腹胀、便稀、面黄、疲乏、胃或子宫下垂等症状。脾气需要调和,该曲采用比较频促的徵音和宫音,很好地刺激我们的脾胃,可以有节奏地对食物的消化、吸收,避免各类脾胃疾病。

4. 《阳春白雪》

《阳春白雪》是源自春秋战国时期的古曲,表现的是初春大地复苏,万物欣欣向荣美景。曲目旋律清新悦人,节奏流畅轻松。

中医学理论认为该曲目是养肺曲目。临床上,肺气容易不宣肃,出现咽痛、咳嗽、鼻塞、气喘、感冒、易出汗等症状。肺需要滋润和宣发肃降,该曲曲调高昂,包括属于土的宫音和属于火的徵音,具有助长肺气和平衡肺气的效果,再加上属于肺的商音,可以梳理肺气,是肺气宣肃正常。

5. 《梅花三弄》

本曲是晋朝桓伊所作的一首笛曲,后来改编为古琴曲。《梅花三弄》全曲共分十段,两大部分,通过动静形象循环再现的手法,表现了梅花的洁白芬芳和耐寒等特征,歌颂节操高尚的人。一首琴曲《梅花三弄》别具风情。

中医学理论认为该曲是养肾曲目。肾乃先天之本,容易亏虚。临床上,出现面色暗、尿频、腰酸、脚软,怕冷等等症状。肾精气需要收藏,该曲用舒缓合宜的五音搭配,将产生的能量循环往复、源源不断地滋补到肾中,可以使人神清气爽,轻松舒适。

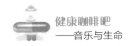

二、 中医学音乐疗法

1. 中医学音乐疗法的起源

音乐疗法在我国古代历史悠久。早在春秋时期,《乐记》中就有关于音乐使人康健的记载:"乐至而无怨,乐行而伦清,耳目聪明,血气平和,天下皆宁。"中医学很早就认识声调可以对人体五脏生理或病理活动以及人的情志变化有影响,中国现存最早的医学典籍《黄帝内经》中有专门论述五音和人的五脏关系的内容。《素问·阴阳应象大论》《素问·金匮真言论》把五音阶按照五行学说加以阐述,《黄帝内经》记载了相对比较完善的五音疗法体系。"天有五音,人有五脏;天有六律,人有六腑";《素问》:"东方生风,风生木……在脏为肝,在色为苍,在音为角,在声为呼""南方生热,热生火……在脏为心,在色为赤,在音为徵,在声为笑";"中央生湿,湿生土……在脏为脾,在色为黄,在音为宫,在声为歌";"西方生燥,燥生金……在脏为肺,在色为白,在音为商,在声为哭";"北方生寒,寒生水……在脏为肾,在色为黑,在音为羽,在声为呻"。肝——呼——角,心——笑——徵,脾——歌——宫,肺——哭——商,肾——呻——羽,这种五脏——五声——五音相对应的模式,成为后人研究五行音乐的理论依据。将宫、商、角、徵、羽对应人体脾、肺、肝、心、肾五脏,思、忧、怒、喜、恐五志,将音乐同人的生理、病理联系起来,论述了音乐与医学相关理论,奠定了中医学音乐治疗学的理论基础。

2. 音乐疗法的中医学基础理论基础

（1）阴阳学说。

阴阳是中国古代哲学的基本范畴,所谓"阴阳者,一分为二也"（《类经·阴阳类》）。阴和阳之间有着既对立又统一的辩证关系。阴阳的对立统一是宇宙的总规律。阴阳学说是研究阴阳之间关系的学说,是中医学的重要基础学说,也是音乐疗法的法则。音乐中具有温煦、推动、兴奋作用的音乐活动称之为阳,具有滋养、濡润、抑制、凝聚作用的称之为阴;节奏强烈的刺激型音乐属阳,节奏圆润的安静型音乐属阴。阴阳平调是中医学和音乐共同追求的目标,音乐的音调变化、高低宽窄、音色清浊、音量强弱、节奏快慢等都遵循阴阳变化的规律。

（2）五行学说。

五行是指金、木、水、火、土五种物质（元素的运行变化）。我国古代思想家用这种物质来说明世界万物的起源。中医的五行学说是中医用五行来说明生理病理种种现象的一种理论,五行学说是构建中医学的重要基础学说,认为人与自然万物同处于世界的五行结构之中。古人根据"同声相应,同气相求"的规律,把自然界中的声音分为宫、商、角、徵、羽五音,并将五音通过五行将五脏系统有机地结合起来。即"肝,在音为角,在志为怒;心,在音为徵,在志为喜;脾,在音

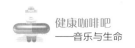

为宫,在志为思;肺,在音为商,在志为忧;肾,在音为羽,在志为恐"。构建了音乐和医学相关理论的框架。

（3）脏腑学说。

脏腑学说是通过观察人体外在现象、征象,来研究人体内在脏腑的生理功能、病理变化及其相互关系的学说。是中医学的一个重要理论。五脏与声音关系密切。五脏精气充足,则可以"五脏外发五音",五音分别与五脏一一对应,"五音内应五脏"。脏器与乐音之间就存在着一定的相生相克关系,可以用"五音"谱写的相应乐曲调式来刺激和补益相应的脏器功能,这就是中医顺情音乐疗法。

3. 中医学音乐养生的方法

中医学的音乐疗法是在中医学五行理论指导下的一整套理论体系,根据宫、商、角、徵、羽5种民族调式音乐的特性与五脏五行的关系来选择曲目,音符有对应的功效,具有类似处方的作用。

五音	五脏	主音	五行	五季	五志(情志)	五化
角调	肝	3—Mi	木	春	怒(烦躁易怒)	生
徵调	心	5—So	火	夏	喜(紧张焦虑)	长
宫调	脾	1—Do	土	长夏	思(消沉忧郁)	化
商调	肺	2—Re	金	秋	悲(忧郁悲伤)	收
羽调	肾	6—La	水	冬	恐(胆怯恐惧)	藏

（1）角。

音 Mi,属于木主生,五脏属肝,正角调式,特性是宣发舒展,角调式乐曲形成万物萌生,生机盎然的旋律,曲调亲切爽朗,具有疏肝理气、平抑肝阳的功效,治疗胁肋胀痛、目赤口干、月经不调、心情郁闷、精神不快、心烦易怒等症状,常见曲目有《阳光三叠》《广陵散》《欢乐颂》《江河水》《草木青青》《绿叶迎风》。

（2）徵。

音 So,属于火主长,五脏属心,正徵调式,特性是欢快活泼,徵调式乐曲,旋律热烈欢快、活泼轻松,情绪欢畅,层次分明,感染气氛,具有清心降火、养血宁心的功效,治疗心慌心悸、胸闷气短、失眠多梦、情绪低落、形寒肢冷等症状,常见曲目包括《百鸟朝凤》《心竹调》《草木青青》《绿叶迎风》《平沙落雁》《步步高》《喜相逢》《月夜》《夜曲》《茉莉花》《天鹅》《仙女》《卡门序曲》。

（3）宫。

音 Do,属于土主化,五脏属脾,正宫调式,特性是中和敦厚,宫调式乐曲,风格悠扬沉静、淳厚庄重,有如“土”般宽厚坚固,具有健脾和胃,消食化积的功效,治疗腹胀痞满,嗳气便溏,消瘦乏力,神衰失眠等症状,常见曲目包括《渔樵晚唱》《满江红》《秋叶私语》《悠然四君子》《黄庭骄阳——宫调阳》《闲居吟》《马兰花开》等。

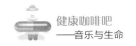
（4）商。

音 Re，属于金主收，五脏属肺，正商调式，特性是鲜明肃劲，商调式乐曲，风格高亢悲壮、铿锵雄伟，具有"金"之特性，具有宣肺止咳，降逆平喘的功效，治疗咳嗽气喘、胸闷气短、自汗盗汗、头晕目眩等症状。常见曲目包括《将军令》《黄河》《潇乡水云》《金蛇狂舞》《溜冰圆舞曲》《春节序曲》《嘎达梅林》《月光》《第三交响曲》《太阳出来喜洋洋》《阳春白雪》。

（5）羽。

音 La，属于水主藏，五脏属肾，正羽调式，特性是悠扬开朗，羽调式音乐，风格清纯，凄切哀怨，苍凉柔润，如天垂晶幕，行云流水，具有"水"之特性，具有滋补肾阴、补益肝肾的功效、治疗虚火上炎、腰膝酸软、夜尿频多等症状。常见曲目有《苏武牧羊》《寒江残月》《百鸟朝凤》《平沙落雁》《绣红旗》《红梅赞》《小河淌水》等。

（贯　剑）

第十三章　音乐与慢病

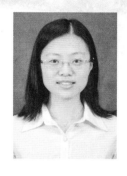

李晨，复旦大学附属上海市第五人民医院神经内科医师，上海市卒中学会会员，复旦大学青年科普讲师团成员。擅长神经内科各类常见病的诊治，长期热衷于脑血管病的健康宣传和普及工作。

第一节　音乐与高血压

一、高血压病

1. 什么是高血压？

高血压是指以体循环动脉血压［收缩压和（或）舒张压］增高为主要特征（收缩压 ≥ 140 mmHg，舒张压 ≥ 90 mmHg），可伴有心、脑、肾等器官的功能或器质性损害的临床综合征，是中老年人最常见的心血管疾病，多伴有血管、

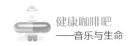
心脏、脑、肾等器官组织出现生理或病理性异常,是当今世界五大疾病之一。

2. 常见症状和中医学认识

常见头晕、头痛、颈项板紧、疲劳、心悸等症状,早期也可能无症状或症状不明显,后期逐渐出现各类症状,包括头痛、头晕、注意力不集中、记忆力减退、心悸、胸闷、乏力等。多数症状在紧张或劳累后可加重。高血压在中医学多属于眩晕和头痛。常见的情况包括肝阳上亢证、气血亏虚证、肾精不足证、痰湿中阻证、瘀血阻窍证等。中医学讲究辨证论治,根据不同的证型,采用相应的方法进行治疗。

3. 音乐的作用

音乐使人身心放松,促进气血运行和人体内部功能的调整,有利于缓解机体紧张状态,缓解人体对外界不良刺激的反应,改善大脑皮层功能,发挥调整身心活动的主导作用,恢复机体的阴阳平衡。传统曲目可选择:《江河水》《渔舟唱晚》《二泉映月》《寒江残雪》《春江花月夜》等。

二、失眠

1. 什么是失眠?

失眠是临床最常见的睡眠障碍疾病。轻者入睡困难,或寐而不安难以维持睡眠;重者彻夜难眠,严重影响患者的工作、学习和身心健康。中医学认为失眠总属阳盛阴衰,阴阳失调。一为阴虚不能纳阳，一为阳盛不得入阴。其病位主要在心，与肝、脾、肾密切相关。因心主神明，神安则寐，神不安则不寐。

2. 常见症状和中医学认识

失眠的表现一般为睡不着、多梦、入睡困难和易醒等睡眠质量差的症状。入睡困难，入睡时间超过 30 分钟；睡眠质量下降，整夜觉醒次数≥3 次，早醒，睡眠质量下降；每周失眠次数≥3 次。以上同时伴有白天疲劳或全身不适，注意力或记忆力减退，紧张、头痛及头晕。

3. 音乐的治疗作用

音乐治疗可以帮助患者平稳入睡，最好同时配合心理护理的整体治疗。在音乐治疗中，要注意调和阴阳，一般在临睡前选择安静环境进行，听音乐阶段轻闭双眼，身体尽量放松，在半卧位或平卧位听音乐，音乐处方：传统乐曲如《春江花月夜》《摇篮曲》《姑苏行》《二泉映月》等，或选用五行调式中的羽调式、宫调式音乐。

三、 肿瘤

1. 什么是肿瘤？

肿瘤（tumor）是机体在各种致癌因素作用下，局部组织的某一个细胞在基因水平上失去对其生长的正常调控，导致其克隆性异常增生而形成的新生物。近年，由于环境污染、生活

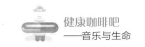
压力增大、人口老龄化等社会因素的影响,发病率也有升高。

2. 常见症状和中医学认识

肿瘤的症状因部位和性质不同而异,不同部位的肿瘤具有不同的临床表现。一般来说,体表的肿瘤可以表现为体表的肿物,患者可以没有任何的自觉症状。体内肿瘤增大后会对局部的器官造成压迫,压迫气管可以出现呼吸困难,压迫神经可以导致患者出现疼痛的症状,破坏骨骼可以导致病理性骨折。如果是恶性肿瘤,还可以发生全身性的转移,导致全身重要脏器受损,最终使患者死亡。

中医学认为肿瘤的发病包括外因和内因两个方面。外因是指六淫之邪、饮食所伤,以致邪毒蕴结于经络脏腑;内因是指正气虚弱,阴阳失调,气血运行失常,脏腑功能失调等。形成肿瘤的内在依据是正气虚损,邪毒外侵只是形成肿瘤的一个条件。中医学认为肿瘤是全身性疾病的局部表现,是一个全身属虚、局部属实的疾病。治疗方法可归纳为扶正与祛邪两个方面。

3. 音乐疗法的作用

音乐疗法可以两大功效,首先是积极改善患者的不良情绪、提高生活质量。其次是能在一定程度上提高患者免疫功能,有一定的积极的治疗作用。

临床研究发现,恶性肿瘤患者采用聆听中医学五行音乐的方法,能够对于改善恶性肿瘤患者的抑郁状态有较好的效果。也有人通过实践对晚期肿瘤患者进行了十余年音乐镇痛疗法的护理,发现音乐治疗对患者的身心有调节作用,对稳定情绪、防止紧张、消除疼痛有良好效果,同时音乐的节奏、优美的旋律可以引导患者进入一个轻松愉快的境地。提高了生存质量和生命周期。

（贯　　剑）

四、音乐欣赏推荐

1. 《安妮的仙境》

《安妮的仙境》是收录于班得瑞乐团音乐系列第一部专辑《仙境》中的第二首音乐。以简单流畅的旋律,加入大自然意象与流行元素,使人悠然神往,仙境的美丽景象,有时风生水起,有时石破天惊,彩绘黎明和黄昏的天空。钢琴与长笛所营造的空灵意境,予人身处仙境的感受。《安妮的仙境》总是给人莫名的感动,以清爽舒适的音调生动的诠释了自然的魅力与天地的风采。

2. 《秋日私语》

《秋日私语》是理查德·克莱德曼的经典曲目,描述秋天里的童话,秋天里的温馨烂漫。在每个音符里,静静品着秋天里的一杯下午茶,仿佛让人置身于一个亦真亦幻的充满秋意的世界,空中飘满了落叶,金黄的树叶在地上铺出一道金色的地毯。在午后静听这样一首悠扬漂浮的音乐,让浮躁的

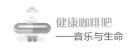

心静静沉寂下来,享受钢琴带来的安逸,闭上双眼,感受那份安静的美丽。

3. 《浮木》Driftwood

《浮木》来自世界上最著名的自然录音大师 Dan Gibson。当闭上眼聆听时,就好似身处自然深处一般,紧绷的神经也能得以放松,心也静了下来。眼前是简洁优雅的理性世界,耳中听到的是曼妙的音乐,想象着自己就是这块浮木,逆水而上、路过晚霞与星空,漂洋过海只为将心事揉浸在海浪中。

4. 《天空之城》

《天空之城》来自日本著名作曲家、歌手、钢琴家久石让,最初为宫崎骏导演动画电影《天空之城》配乐为大家所熟悉,之后作为独立的音乐而闻名,其悠扬的旋律神奇到能让 3 岁的小孩乖乖聆听。音乐完美融入了电影的主题"爱与和平",以细腻的旋律轻叩心弦。《天空之城》有钢琴、大提琴、交响乐及木吉他等多个版本。这里推荐最简单纯净的钢琴版,这首曲子仿佛能让周围世界沉静下来,不再喧哗,现世安好。

5. 《和兰花在一起》With An Orchid

《和兰花在一起》由美籍希腊裔演奏家、作曲家 Yanni 创作,收录于其专辑 *If I Could Tell You*。音乐飘逸、洒脱、清新,在这首曲子中,依稀可见一个兰花般的清凉而寂寞的世界,一股清新扑面而来,仿佛超越了尘土和狂躁,只专注于身边一大片鲜艳可爱的兰花上,与遥远的梦境相连,在夜里获得渴望已久的宁静。仔细聆听,也许可以找寻到一份久违的轻松和休闲。

五、 疾病案例

1. 高血压的现状

高血压是最常见的慢病,也是心脑血管疾病的主要危险因素。目前,我国成人高血压患病率达 25.2%,患者人数达 2.7 亿,每年与高血压有关的死亡人数达 200 万。

2. 高血压的危害

高血压起病比较隐匿,早期没有症状或只有头晕、头痛等一些不典型的症状,容易被忽视。如果得不到及时有效的控制的话,会造成心、脑、肾等重要器官的损害,医学上称之为靶器官损害。高血压最常见的并发症就是脑血管疾病,最危险的就是脑出血,来势汹汹,常常留下严重的后遗症,甚至危及生命。高血压患者还会出现心脏改变,主要是左心室肥厚和扩大,心肌细胞肥大和间质纤维化。高血压对肾脏的损害是一个严重的并发症,其中高血压合并肾功能衰竭约占 10%。高血压与肾脏损害可以相互影响,形成恶性循环。紧张、疲劳、寒冷、突然停服降压药等诱因还可能会导致小动脉发生强烈痉挛,导致血压急剧上升,造成高血压危象危及

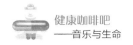
生命。

六、 音乐与高血压的关系

1. 音乐对高血压的治疗作用

意大利佛罗伦萨大学的研究发现,每天听 30 分钟舒缓的音乐,如古典音乐、钢琴曲、模拟大自然的声音等,收缩压可降低 3.2 mmHg;坚持一个月,收缩压可降低 4.4 mmHg。

虽然音乐对高血压治疗有益已经得到了证实和认可,音乐治疗并不仅仅是听音乐、身心放松那么简单。上述介绍的音乐可以起到帮助舒缓身心的作用,但高血压音乐疗法需要更专业的音乐治疗师筛选出具有治疗保健性质的音乐,而且音乐治疗目前只能作为高血压的辅助治疗,不能因此而停止服用降压药。

2. 音乐对高血压的消极作用

轻柔舒缓的音乐有助于控制血压,反之,节奏强烈、激情澎湃的音乐可能会对高血压起到消极作用。高血压患者可能在"音乐兴奋剂"的作用下,出现血压波动过大,不利于疾病的控制。

(李　晨)

第二节　音乐与脑卒中

一、音乐欣赏推荐

1. 《春之声圆舞曲》

《春之声圆舞曲》是奥地利著名音乐家小约翰·施特劳斯的不朽名作,创作于 1883 年。乐曲充满活力,处处散发着青春的气息,描绘了春回大地的景象,冰雪消融、一片生机,就像一幅色彩浓重的油画,永远保留住了大自然的春色。它节奏自由、充满变化,旋律生动而连贯,华丽敏捷的旋律生机勃勃,经久不衰。

2. 《1812 序曲》

《1812 序曲》是柴科夫斯基于 1880 年创作的一部管弦乐作品。为了纪念 1812 年库图佐夫带领俄国人民击退拿破仑大军的入侵,赢得俄法战争的胜利。乐曲从一段辽阔的慢引子开始,这是由中提琴和大提琴分成六个声部的方式奏出的一支古老的赞美诗,安详的步伐象征着俄罗斯人民和平与安宁的生活。随后加入木管乐器,音响庄严、宏伟而有力。尾声配合十一响炮声和教堂响起的钟声,它是俄罗斯人民最后胜利的宣告,整个乐曲以凯旋的欢乐颂歌作为结束。

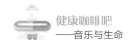
3. 《克罗地亚狂想曲》

《克罗地亚狂想曲》由作曲家赫吉克谱写,钢琴演奏家马克西姆·姆尔维察演绎,音乐用明快的节奏描述了饱受战火洗礼后克罗地亚灰烬中的残垣断壁,夕阳倒映在血泪和尘埃之中的悲惨的画面,表达了音乐家对祖国和民族的热爱以及对战争的伤感与悲愤的情感。

4. 《学院庆典》

《学院庆典》是 1879 年布雷斯劳大学授予勃拉姆斯荣誉博士学位后,于次年完成的作品。以四首德国传统学生歌曲为主要内容,其中还结合了勃拉姆斯自己创作的新颖旋律。这部序曲在形式上,同勃拉姆斯的其他作品一样,完全属于严谨、正规、传统的奏鸣曲‐快板。乐曲通过引子轻柔地开始,弦乐器预兆般地低语。乐曲的主要主题选自学生歌曲《巍峨的学堂》,作者在这首歌中加快了某些片段的节奏。后两首学生歌曲一起形成了传统的第一乐章曲式的对比部分。最后融合成以欢乐的歌曲《共享人生乐趣》的主旋律构成的令人振奋的结尾,铜管和木管两组乐器的辉煌结合,加上小提琴的飞速音阶进行,乐曲在庄严雄伟的气氛中结束。

5. 《勃兰登堡协奏曲》

《勃兰登堡协奏曲》由德国著名作曲家 J. S. 巴赫创作。该组曲展现了绚丽多彩而又富于独创性的对比,华丽而高超的复调手法,活跃而宏伟的旋律。乐曲共六首,在这组作品中,巴赫以鬼斧神工的熟练技巧展开动机,创造纯粹的欢愉。六首协奏曲的风格迥异,不仅乐器组合彼此不同,而且协奏方式也各异,是管弦乐曲中的典范之作。

二、 疾病案例

1. 什么是脑卒中?

脑卒中分为缺血性脑卒中和出血性脑卒中,缺血性脑卒中最常见的是脑梗死,出血性脑卒中最常见的脑出血。2018年《中国脑卒中防治报告》显示,我国每12秒就有一人发生脑卒中,每21秒就有一人死于脑卒中。脑卒中是我国成年人致死和致残的首位原因,每5位死亡者中就至少有1人死于脑卒中。在过去,很多人认为脑卒中是"老年病",但现在由于城市化和国民们不健康的生活方式,脑卒中的发病已经呈现出年轻化的趋势,也就是说,首次发病的脑卒中患者的平均年龄正在不断下降。

2. 脑卒中有什么临床表现?

脑卒中的临床表现可以用一个英文单词来概括——"FAST"。

F-Face(脸):先看一张脸,有没有口角歪斜,如果突然出现口角向一边歪斜,笑的时候两边脸不对称,口水容易向一侧口角流下来,就需要引起重视了。

A-Arm(手臂):抬起两条手臂看一看,有没有突然一条

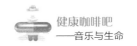
手臂无法上抬,一半身体出现无力症状。

S-Speech(语言):听一下语言是否清晰流畅,有没有突然说话含糊、语言表达或者理解出现障碍。

T-Time(时间):如果出现了上述症状,一定要第一时间拨打"120",前往卒中中心接受救治,尽早获得静脉溶栓治疗,能够增加获得良好预后的机会。

三、 音乐与脑卒中的关系

1. 音乐对脑卒中的积极作用

音乐疗法是脑卒中的治疗方法之一,可以采用听、唱、演奏或配合音乐律动等多种方式进行治疗。音乐疗法借助音乐刺激,可以加速脑卒中患者的神经修复,改善脑组织血流,提高认知水平和运动功能,有助于缓解脑卒中引发的功能障碍。音乐疗法还可以针对性地对脑卒中患者潜在的心理疾患进行预防,对心理疾患进行治疗,从而改善患者心理,有效补充心理干预的不足。

2. 音乐在脑卒中康复中的作用

音乐在康复治疗中的作用分为欣赏式(被动式)和参与式(主动式)。前者以聆听音乐为主,结合静坐、想象等辅助手段;后者需要病人参与到音乐之中,包括乐器演奏、歌曲演唱、即兴演奏/演唱、舞蹈等。另外还有诸如音乐电疗法、体感音乐疗法、传统五行五音疗法等其他方法。

对于脑卒中患者,音乐可以起到辅助康复的作用。举一个简单的例子,在做广播体操的时候会播放音乐,这是因为音乐可以带动人的运动情绪,同样的,在节奏轻快的音乐节律带动下,脑卒中患者可以更加投入到偏瘫肢体的康复锻炼中。此外,乐器演奏、歌曲演唱等也对认知和言语的康复起到重要作用。

（李　晨）

第三节　音乐与脑卒中康复

董永泽,复旦大学护理学院硕士毕业生,现为浙江省人民医院血透室教学护士。

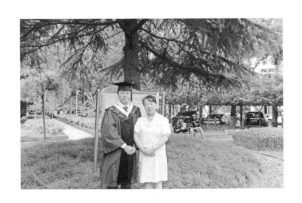

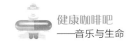
一、音乐欣赏推荐

1. 《水上音乐》

《水上音乐》又称《水乐》《船乐》,亨德尔作于 1715 年,是一部管弦乐组曲。传说是在英国伦敦泰晤士河上为新即位的英皇乔治一世演奏的,故有"水上音乐"的美名。全部组曲由 20 首小曲组成,开始是一首法国式的前奏曲,其后是布莱舞曲、小步舞曲等各种形式的舞曲,同时也有缓慢乐章。乐器使用了小提琴、低音提琴、日耳曼横笛、法兰西横笛、双簧管、圆号、小号等。如今我们演奏和听到的《水上音乐》已经不是亨德尔的原作,而是后来英国曼彻斯特的哈莱乐队指挥哈蒂爵士为近代乐队所改编的乐曲,共有六个乐章:快板、布莱舞曲、小步舞曲、号角舞曲(一种古代的三拍子舞曲)、行板、坚决的快板。由于旋律优美动听,节奏轻巧而流传后世。

2. 《第四十交响曲》

《第四十交响曲》是莫扎特最后的三大交响曲之一,是他的交响曲中最广为人知的作品。完成于 1788 年,整部交响曲热情洋溢,有着充满感情化的乐思。这部交响曲的所有乐章都是抒情性的。它的基调就是抒情风格加上悲怆气氛,同时又充满着愤懑激昂的精神。这部作品倾诉了作曲家的哀怨之情。但这并不是作曲家当时贫寒生活的直接反映,而是深深的凝聚了一个穷困作曲家的生活体验,是他一生中所有悲惨遭遇和挫折的集中体现,是莫扎特含着泪水的微笑。这样一首带有一丝跳动的亮丽色彩的音乐,能够逐步化解忧郁情绪,让眼前的世界重新焕发出绚烂的光芒。

3.《仲夏夜之梦》

《仲夏夜之梦》序曲是门德尔松的代表作。1826 年,门德尔松与其姐姐范尼共读莎士比亚戏剧,该年 8 月作成时 17 岁,11 月 9 日与姐姐一起首演,后改成管弦乐序曲。它曲调明快、欢乐,是作者幸福生活、开朗情绪的写照。曲中展现了神话般的幻想、大自然的神秘色彩和诗情画意。全曲充满了一个十七岁的年轻人流露出的青春活力和清新气息,又体现了同龄人难以掌握的技巧和卓越的音乐表现力,充分表现出作曲家的创作风格及独特才华。

4.《茉莉花》

《茉莉花》由何仿改编自中国民歌《鲜花调》,于 1957 年首次以单曲形式发行。《茉莉花》的五声音阶曲调具有鲜明的民族特色,它的流畅的旋律和包含着周期性反复的匀称的结构,又能与西方的审美习惯相适应,因此其能够在西方世界传播。该曲属于小调类民歌,是单乐段的歌曲。它以五声调式和级进的旋律,表现了委婉流畅、柔和与优美的江南风格,生动刻画了一个文雅贤淑的少女被芬芳美丽的茉莉花所吸引,欲摘不忍,欲弃不舍的爱慕和眷恋之情。全曲婉转精美,感情深厚又含蓄。

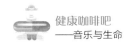
5. 《送别》

《送别》曲调取自约翰·庞德·奥特威作曲的美国歌曲《梦见家和母亲》。《梦见家和母亲》是首"艺人歌曲",这种歌曲19世纪后期盛行于美国,由涂黑了脸扮演黑人的白人演员领唱,音乐也仿照黑人歌曲的格调创作而成。李叔同在日本留学时,日本歌词作家犬童球溪采用《梦见家和母亲》的旋律填写了一首名为《旅愁》的歌词。而李叔同作的《送别》,则取调于犬童球溪的《旅愁》。

二、 音乐与脑卒中康复的关系

1. 增强患者运动训练效果

偏瘫是脑卒中患者常见的功能障碍之一,运动训练是脑卒中偏瘫患者进行的一项重要的康复措施,在治疗的同时配合节奏感较强的音乐有助于患者运动功能的康复。音乐节奏属于节律性听觉刺激,运动系统对于听觉刺激的反应非常灵敏,通过音乐的节奏能够兴奋运动神经元从而使肌肉能以一种更加自然、更加理想的方式进行运动,大大改善动作的节律性,提高动作完成的质量,增强运动治疗的效果。

2. 促进患者言语功能恢复

脑卒中患者由于大脑语言区域受到损伤,往往会出现失语。言语障碍是脑损伤后的常见后遗症,常常会影响其日常生活交流。音乐治疗可以提高呼吸功能,增加舌的灵活性,提高言语清晰度，调整语速，改善神经系统功能等，是言语康复中重要、有效的治疗方法。

音乐治疗师将音乐引入脑卒中失语症的治疗中，通过精心设计的音乐体验，刺激受损的大脑语言功能区，促进言语功能恢复。失语的音乐治疗主要集中在发音呼吸的控制、说话频率的调节、促进发音力量的音调训练、旋律和节奏音调的协调，以及发音清晰度的提高。主要的训练方法有节奏音高训练法、听音模唱训练法、练声训练法、歌曲理解训练法等，其治疗的目的是刺激、控制、矫正、改善和提高残缺的语言能力，其作用效果是多方面的，如通过音乐训练可以促发患者的自发语言，通过歌唱可以提高患者语言的清晰度和嗓音音量，通过音乐的情感体验有助于患者保持长期训练的激情等。

3. 改善患者认知功能

对于脑卒中患者而言，聆听音乐可促进海马沟回的神经生长，增强脑卒中后的大脑可塑性，尤其是聆听患者熟悉的包涵歌词的音乐，更能促进患者的对往事的记忆和无意识的哼唱，能有效提高大脑广泛的双边传播网络的连接，改善脑卒中患者的认知功能。聆听音乐能有效提高患者的记忆力和注意力，有利于脑损伤早期感知觉过程的长期可塑性改变，促进患者高级认知功能的恢复，改善认知水平。

4. 缓解患者负性情绪

音乐疗法除了减轻脑卒中所导致的躯体症状外，还可以

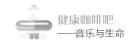

平和心境,愉悦心情,使脑卒中后负性情绪明显好转。感受式音乐治疗可以有效治疗脑卒中等疾病继发的轻、中度心理障碍。通过患者的自我选择,欣赏旋律优美、节奏舒缓的轻音乐、民俗歌曲,可引起患者的注意和兴趣,缓解抑郁和烦乱的不良情绪,达到心理上的自我调整。除了感受式音乐治疗方式外,包括唱患者熟悉的歌,动态性的指示信号歌唱,以及节律性听觉刺激下的运动训练等主动性的音乐治疗方式也能够满足脑卒中患者的需要,降低社交孤立感,促进人际间的互动和情感的宣泄,有利于患者产生乐观积极的心态,缓解疾病所导致的负性情绪。

（董永泽）

第四节　音乐与冠心病

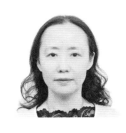

曹健敏,上海市第五人民医院护理部副主任,致力于护理管理、心血管护理,上海市护理学会内科专业委员会副主任委员、中国南丁格尔志愿者上海市第五人民医院分队副队长、闵行区医学会护理学组副组长。曾获"闵行区健康卫士"提名奖、"复旦大学十佳百优护士"。

一、 音乐欣赏推荐

1. 《梦幻曲》

《梦幻曲》由德国作曲家舒曼所做,完成于 1838 年,是舒曼所做十三首《童年情景》中的第七首。在《梦幻曲》中,可以明显感觉到诗歌般层层递进但又有些微妙变化的律动感。乐曲由主题三部曲式写成。曲式的第二段,在曲调、性格、节奏上都有所变化,前后形成对比。人们对旋律既熟悉又喜爱,那些轻盈融情的歌,是每个聆听此曲的人心中的旋律。它叙述着人们儿时的美丽的梦,也抒发着理想世界的温暖、深远和甜蜜。一支简短的旋律包容了人们对生活、对爱情、对幻想的追求与希冀,也表达人们对已逝去或将来到的美好的梦幻的热望和挚爱。细腻的音乐表情,丰富的和声语言,引人入胜的表现力,使这首短诗充满了诗情画意,令人百听不厌。

2. 《春之歌》

《春之歌》选自门德尔松的钢琴独奏曲集《无词歌集》,A大调,2/4 拍,是门德尔松创作的所有"无词歌"中最为著名的曲子,深受世界人民喜爱。该曲目具有流水般轻柔的浪漫旋律,使听众沉醉于快乐的气氛中。曲式十分巧妙地应用了装饰音,利用钢琴创造了漂亮效果,在伴奏与踏板的关系中,也显示出浪漫主义时代的钢琴音乐特色。

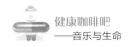

3. 《菩提树》

《菩提树》是奥地利作曲家舒伯特创作的声乐套曲《冬之旅》中的一首歌曲。作品的旋律优美动听,情感表达细腻,是舒伯特创作的大量艺术歌曲中最受欢迎的作品之一。《菩提树》的篇幅不长,但舒伯特在创作中注入了严密的逻辑思维。无论是歌曲的旋律、调性、结构、和声以及钢琴伴奏都严密地融合为一体。其中钢琴伴奏是整首歌曲的重要组成部分,无论是和声的语言、复调思维及钢琴织体都显示出整体的融合性。

4. 《春江花月夜》

《春江花月夜》又称《夕阳箫鼓》《浔阳月夜》《浔阳曲》,是中国古典音乐中的经典名曲,这是一首著名的琵琶独奏曲,写的是浔阳(今江西九江)江上月夜。该曲目是一首抒情写意的文曲,旋律雅致优美,乐曲以鼓声、箫声起始,主题富于江南水乡情调,其后各段运用扩展、紧缩、移易音区和换头合尾等变奏手法和水波声、桨橹声等拟声乐汇以丰富乐思,意境深远,乐音悠长。

5. 《二泉映月》

《二泉映月》是一首二胡名曲,是中国民间音乐家华彦钧(阿炳)的代表作。作品于 20 世纪 50 年代初由音乐家杨荫浏先生根据阿炳的演奏,录音记谱整理,灌制成唱片后很快风靡全国。这首乐曲自始至终流露的是一位饱尝人间辛酸和痛苦的盲艺人的思绪情感,作品展示了独特的民间演奏技巧与风格,以及无与伦比的深邃意境,显示了中国二胡艺术的独特魅力,它拓宽了二胡艺术的表现力,曾获"20 世纪华人音乐经典作品奖"。

6. 《平湖秋月》

《平湖秋月》原是一首粤曲,源于北方小调《闺舞》,又名《醉太平》,后经广东音乐名家吕文成的改编为民族乐曲,广泛流传在粤剧音乐中。其借景抒情、格调清新,具有浓郁的地方特色及连绵不断的抒情性。旋律明媚流畅,音调婉转,描绘了中国江南湖光月色、诗情画意的良辰美景,有淡泊悠远、虚无缥缈的意境,表达了作者对大自然景色的感受与热爱,成为广东音乐中的名作。

二、 疾病简介

1. 什么是冠心病?

冠心病(coronary heart disease,CHD),即冠状动脉粥样硬化性心脏病,指冠状动脉发生粥样硬化引起管腔狭窄或闭塞,导致心肌缺血缺氧或坏死而引起的心脏病,也称缺血性心脏病(ischemic heart disease)。

2. 冠心病的临床表现有哪些?

冠心病早期可无任何症状,有的患者可表现为重体力劳动或剧烈运动后出现心前区疼痛,休息后可迅速缓解。

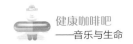

但随着冠状动脉内粥样硬化斑块的不断积聚,管腔越来越狭窄,最终会导致冠心病症状和体征的出现。其中最常见的症状为胸痛、胸部压迫感、呼吸短促,并出现出冷汗、头晕、恶心、疲劳、虚弱及疲乏等伴随症状。冠心病患者心绞痛通常由体力劳动或情绪激动等引发,患者出现压迫、发闷或紧缩性胸痛,主要在胸骨后,可波及整个心前区,可伴有烧灼感,持续数分钟或时间更长。稳定型心绞痛休息或舌下含服硝酸甘油等硝酸酯类药物后能在几分钟内缓解,不稳定型心绞痛疼痛程度较稳定型心绞痛更严重,持续时间更长,休息或舌下含服硝酸甘油后症状缓解不明显。

三、 音乐与冠心病的关系

早在 20 世纪 40 年代,音乐就被作为一种治疗手段。音乐疗法可以扩张血管、降低心率和心肌耗氧量,减轻患者的焦虑和恐惧,促进患者恢复正常生活。一方面,音乐通过刺激大脑皮层减少应激相关的激素的分泌,通过神经内分泌途径对改善情感产生积极作用;另一方面,音乐产生的振动与体内器官产生共振时,会使人体分泌一种生理活性物质,音乐旋律也可刺激脑垂体抑制内啡肽释放而起到缓解疼痛的作用。此外,舒缓柔和的音乐或患者喜好的音乐能使其进行冥想和想象,转移注意力于轻松愉快的事物之中,产生与指导性想象相同的效果,从而缓解紧张、焦虑等情绪,尤其是患者偏爱的音乐类型效果更好。

(王　婷　曹健敏)

第五节　音乐与糖尿病

查兵兵,复旦大学附属上海市第五人民医院内分泌科主任医师,博士生导师,美国克利夫兰临床公共中心访问学者,闵行区领军人才。从事临床工作二十几年,一直致力于糖尿病、自身免疫性甲状腺疾病的临床和基础研究工作。

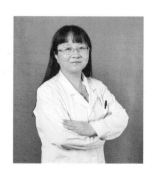

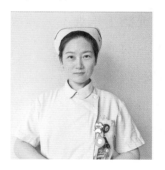

严翠丽,女,主管护师,内分泌科护士长,中国糖尿病教育护士,闵行区慢病管理师资团队成员。致力于糖尿病慢病管理,特别在糖尿病教育、糖尿病伤口管理经验丰富。作为上海市南丁格尔志愿者,积极的参与社区健康咨询等志愿活动。2020年参加援鄂医疗队,在武汉雷神山医院感染三科二病区工作。曾获"复旦大学优

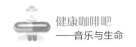
秀护士、复旦抗疫先进、闵行区抗疫先进护理工作者、第二届江川好人"荣誉。

一、 音乐欣赏推荐

1. 《G大调弦乐小夜曲》

《G大调弦乐小夜曲》是奥地利作曲家莫扎特于1787年8月24日在维也纳完成,该曲是18世纪中叶器乐小夜曲的典范。该曲是莫扎特所作十多首小夜曲中最受欢迎的一首。第一乐章以活泼流畅的节奏和短促华丽的八分音符颤音,组成了欢乐的旋律,其中充满了明朗的情绪色彩和青春气息;随后是轻盈的舞步般旋律。第二乐章抒情的浪漫曲,旋律温柔恬静,犹如轻舟荡漾,充满了绵绵情思。第三乐章节奏鲜明,旋律流畅,充满了青春的活力。就像绅士俯下身来邀请美丽的女士一起共舞。第四乐章旋律明澈流丽,跳荡着无忧无虑的情感,象征着幸福完美的爱情。充满了乐观主义的情绪,充满激情与活力,表现了对美好社会、对光明和正义的追求。犹如甘泉飞涌,飞涌的那么自然,安详,轻快又妩媚。听着这旋律,很快便能融入其中,身心仿佛得到了净化。那亲切抒情、富有柔美流畅的曲调,深深打动了人心。那欢快流畅、淳朴优美的风格,如同陈年香醇的酒、浓郁芳香的茶,令人神清气爽、心情愉悦,感受完美。

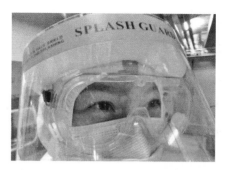

2020年援鄂抗疫战场上防护服里的我（严翠丽拍摄）

2. 《小夜曲》

《小夜曲》是奥地利作曲家舒伯特（1797—1828）创作的歌曲，他在欧洲音乐史上有"歌曲之王"的称誉。当时的民间传说认为，天鹅将死的时候，会唱出最动人的歌。《小夜曲》是舒伯特短促的一生中最后完成的艺术歌曲之一，也是舒伯特最为著名的作品之一。这首《小夜曲》在钢琴上奏出的六弦琴音响的导引和烘托下，响起了一个青年对他心爱的姑娘所做的深情倾诉。随着感情逐渐升华，曲调第一次推向高潮，第一段便在恳求、期待的情绪中结束。抒情而安谧的间奏之后，音乐转入同名大调，"亲爱的请听我诉说，快快投入我的怀抱"，情绪比较高昂，形成全曲的高潮。最后是由第二段引申而来的后奏，仿佛爱情的歌声在《小夜曲》中回荡。乐句之间出现的钢琴间奏是对歌声的呼应，仿若歌手所期望听到的回响，迸发出的真挚而热烈的感情。

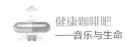
3. 《D 大调卡农》

《D 大调卡农》由十七世纪德国作曲家 Johann Pachelbel (1653～1706)谱写,他曾是巴赫的老师。这首曲中用了回旋曲曲式,富有无穷动音乐的元素在里面。听者陶醉在这旋律之中,并不觉得单调,而是带着一丝甜蜜宁静。

4. 《月光奏鸣曲》

《月光奏鸣曲》德国作曲家路德维希·凡·贝多芬,此曲作于 1801 年。第一乐章情感的表现极其丰富,有冥想的柔情,悲伤的吟诵,也有阴暗的预感。第一乐章由不断流出的三连音构造出无边的幻想。第二乐章则是“两个深渊中之间的一朵花”,它以迥然不同的轻快节奏将第一乐章的沉思默想和第三乐章的紧张气氛衔接得非常完美,这个乐章好像是瞬息间留下的温存和微笑。

5. 《高山流水》

《高山流水》描绘了流水的各种动态,抒发了志在流水,智者乐水之意。第一段:引子部分。旋律在宽广音域内不断跳跃和变换音区,虚微的移指换音与实音相间,旋律时隐时现。犹见高山之巅,云雾缭绕,飘忽无定。第二、三段:清澈的泛音,活泼的节奏,犹如“淙淙铮铮,幽间之寒流;清清冷冷,松根之细流”。息心静听,愉悦之情油然而生。第三段是二段的移高八度重复,它省略了二段的尾部。第四、五段:如歌的旋律,“其韵扬扬悠悠,俨若行云流水”。第六段:先是跌宕起伏的旋律，大幅度的上、下滑音。接着连续的"猛滚、慢拂"作流水声，并在其上方又奏出一个递升递降的音调，两者巧妙的结合，真似"极腾沸澎湃之观，具蛟龙怒吼之象"。息心静听，宛然坐危舟过巫峡，目眩神移，惊心动魄，几疑此身已在群山奔赴，万壑争流之际矣。第七段：在高音区连珠式的泛音群，先降后升，音势大减，恰如轻舟已过，势就倘佯，时而余波激石，时而旋洑微沤。第八段：变化再现了前面如歌的旋律，并加入了新音乐材料。稍快而有力的琴声，音乐充满着热情。段末流水之声复起，令人回味。第九段：颂歌般的旋律由低向上引发，富于激情。尾声情越的泛音，使人们沉浸于"洋洋乎，诚古调之希声者乎"之思绪中。

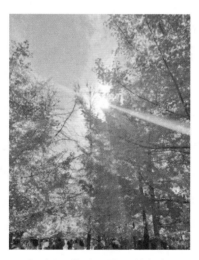

阳光洒满（严翠丽拍摄）

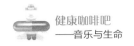
二、 疾病案例

1. 什么是糖尿病?

糖尿病(diabetes mellitus，DM)，是一组因胰岛素绝对或相对分泌不足和(或)胰岛素利用障碍引起的碳水化合物、蛋白质、脂肪代谢紊乱性疾病，以高血糖为主要标志。

2. 糖尿病的临床表现有哪些?

三多一少：即多饮、多尿、多食和体重下降，多见于 1 型糖尿病。发生酮症或酮症酸中毒时"三多一少"症状更为明显。

疲乏无力、肥胖，多见于 2 型糖尿病。2 型糖尿病发病前常有肥胖，若得不到及时诊断，体重会逐渐下降。

3. 糖尿病的诊断标准

(1) 有典型症状，且空腹血糖(FPG)≥7.0 mmol/L(126 mg/dl)。

(2) 口服葡萄糖耐量试验(OGTT)2 小时血糖≥11.1 mmol/L(200 mg/dl)；无症状者择日重复 1 次。

(3) 高血糖典型症状，且随机血浆葡萄糖≥11.1 mmol/L(200 mg/dl)。

(4) 糖化血红蛋白≥6.5%(《2010 年 ADA 指南》)。

4. 糖尿病的分类

(1) 1 型糖尿病：又称胰岛素依赖型糖尿病。多发于青少年,起病急,胰岛素绝对缺乏,需要使用胰岛素治疗。

（2）2 型糖尿病:多见于 40 岁以上的中、老年,起病缓慢,临床症状较轻。在饮食控制和口服降糖药物效果不佳时,或有并发症和伴有其他疾病时需要使用胰岛素治疗。

（3）特殊类型糖尿病。

5. 糖尿病的并发症

1）急性并发症

（1）酮症酸中毒(DKA):是糖尿病严重的急性病发症,由于胰岛素不足及升糖激素不适当升高,引起糖、脂肪和蛋白质代谢紊乱,以至水、电解质和酸碱平衡失调,以高血糖、高血酮和代谢性酸中毒为主要表现的临床综合征。

（2）糖尿病高渗状态:是由于患者本身胰岛素分泌不足,再加上各种诱因,致使血糖明显升高,高血糖导致渗透性利尿,体内大量水分丢失;同时老年人身体代偿功能不足,中枢对缺水感知减退,水分得不到及时补充,造成血液浓缩,促使血糖、血钠、渗透压进一步升高,引起恶性循环,导致严重脱水,出血不同程度的意识障碍。

（3）糖尿病乳酸性酸中毒是在糖尿病的基础上,因各种原因导致机体乳酸产生过多和(或)清除减少,大量乳酸在体内蓄积引起的代谢性酸中毒,是糖尿病急性并发症之一。

2）慢性并发症

（1）微血管并发症。

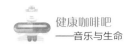
① 糖尿病眼部：糖尿病视网膜病变是糖尿病患者失明的主要原因。

② 糖尿病肾脏病变：糖尿病肾病是糖尿病死亡的主要原因。

③ 糖尿病神经病变：引起肢端感觉异常，痛觉过敏，疼痛；胃排空延迟、腹泻、便秘等情况。

（2）大血管并发症。

① 糖尿病心血管疾病：冠心病、心机梗死等；

② 糖尿病周围血管疾病：下肢动脉粥样硬化等；

③ 糖尿病脑血管疾病：脑梗死、脑出血等；

④ 糖尿病足：足溃疡和截肢是糖尿病患者残废和死亡的主要原因之一，也是造成沉重的糖尿病医疗花费的主要原因。

（3）感染。

6. 音乐与糖尿病的关系

音乐疗法是运用音乐的非语言的审美体验和演奏音乐的活动来达到调节心理的治疗技术。音乐是世界上最美的语言，音乐治疗室借助演奏或欣赏音乐的过程中释放不良情绪，抒发情志，净化心灵，改善对疾病的感受。轻松、欢快的音乐使大脑及整个神经功能得到改善，节奏明快能振奋精神，消除疲劳；优美的旋律能安定情绪，增强患者生活情趣，有利于心身健康的恢复；舒缓、优雅的音乐具有镇痛、降压、镇静及调节情绪的作用。音乐还有助于消除心理防御,帮助唤醒已忘却的记忆,梳理压抑的情绪。

音乐处方的选择对患者临床治疗具有关键性作用,在很大程度上体现了中医学七情治病的原理。中国传统音乐分为宫、商、角、徵、羽五种民族调式音乐,其特性与五脏相对应,可直接或间接影响人的情绪及五脏五行间的关系,使患者在音乐治疗过程中得到一份宁静、怡悦,从而释放不良情绪,缓和内心的痛苦,帮助其从疾病阴影中走出。

(1) 音乐对糖尿病的积极作用。

糖尿病患者长期负性情绪(焦虑、抑郁状态)可使胰岛素的分泌量进一步减少,葡萄糖利用曲线下降。

音乐干预可以改善患者的不良情绪、心理状态及行为,使其交感神经活动相对减弱而使副交感神经功能逐渐增强,有利于机体对血糖、血压水平的控制。有研究结果表明,在糖尿病常规治疗基础上辅以音乐治疗,能帮助患者进入一种美好、宁静的境界,优美的音乐旋律还能安定患者情绪,增强其生活情趣,有利于患者心身健康恢复;舒缓、优雅的音乐同时还具有镇痛、降压、镇静及调节情绪等功效,对人体呼吸、循环及内分泌系统亦具有良性调控作用,能影响患者生理功能,缓解其抑郁、焦虑情绪。接受式音乐疗法的心理干预能有效改善老年糖尿病患者的负情绪和血糖代谢水平,有利于提高治疗效

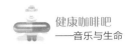
果及生活质量,且无痛苦,经济实用,患者依从性强。角调音乐在提高睡眠质量,减轻失眠给躯体带来的不适,如日间疲乏困倦、夜间难以入眠、四肢倦乏无力、头晕头痛、烦躁、口苦咽干,改善效果显著,更能积极控制血糖,减少血糖波动,从而减轻患者因失眠带来的各种苦恼,增加控制血糖的信心密切相关。

（2）音乐对糖尿病的消极作用。

音乐分 3 种,一种为轻音乐,一种为娱乐性音乐,还有一种叫做噪音。轻音乐有助于大脑的学习,在人学习的时期有助于大脑的记忆。娱乐性音乐,可以改变气氛,放松心情,作为兴趣的追求。它可导致情感的发泄,有鼓励意义方面的,流行音乐：比如重金属音乐。噪音,据研究表明凡属音乐,在不适当的环境下,都属于噪声,而且有时音乐的音频可以影响大脑的脑波导致焦虑、抑郁。长期焦虑、抑郁状态可使胰岛素的分泌量减少,葡萄糖利用曲线下降致血糖控制不佳。

（查兵兵　严翠丽）

第六节　音乐与慢性阻塞性肺疾病

施劲东,上海市第五人民医院医务科科长、呼吸科副主

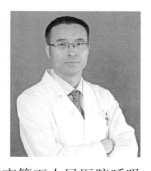

任、硕士生导师、上海市医学会呼吸分会及肿瘤靶分子分会青年委员,长期致力于慢性阻塞性肺疾病的研究,2020年担任援鄂医疗队队长驰援武汉雷神山医院,曾获上海市先进工作者。

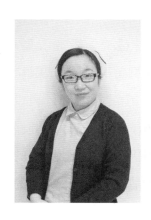

陈爱珍,上海市第五人民医院呼吸与危重症医学科护士长,致力于老年慢病、呼吸护理管理,为南丁格尔志愿者,积极参与社区健康咨询等志愿活动,曾获得闵行区优秀志愿者,院志愿者"四星护士"。2020年参加抗疫隔离病房工作,获得复旦大学抗击新冠肺炎先进个人,闵行区抗击新冠肺炎先进个人。

一、 音乐欣赏推荐

1. 《寂静之声》

《寂静之声》是 Paul Simon 和 Garfunkel 合作的一首歌曲,收录在 1964 年 10 月 19 日录制的专辑 *Wednesday Morning* 中,它旋律飘缓低迷,歌曲充满了幻觉般的意境。歌曲共分为五段,段与段之间环环相扣,一气呵成,这首歌仿若低喃吟唱,音色略低沉,没有歇斯底里的控诉与呐喊,只有

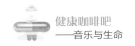
略微沙哑的音质在诉说一个梦境,细细聆听,立刻会让人安静下来,而 Simon 自带的忧郁气质更是把歌曲的本意表达的淋漓尽致。

2. 《第五命运交响曲》

贝多芬的《第五命运交响曲》创作于 1804—1807 年,并于 1808 年 12 月 22 日由他亲自指挥首演于维也纳皇家剧院。乐曲共分四个乐章,第一乐章充满活力,开门见山地推出主题——命运的叩门,命运动机支配着整个乐章的发展,声音冷峻威严,顽强甚至凶险,它环绕在四周不时降临,强调悲剧性因素,鲜明的力度对比,紧张的和声,活跃的进行造成一种惊慌不安的情绪,扣人心弦。第二乐章是一段抒情的慢板,主题——深沉安详,具有沉思性质,主题二具有号召力的英雄色彩旋律,具有英雄气质,它包含有法国大革命时期的群众歌曲音调,显示了人民群众的强大力量和豪迈的气概。第三乐章以规模庞大的凯旋的进行曲为主题,全段充满着光明和胜利的情绪,灿烂的阳光,鼎沸的欢声,使整部交响曲所塑造的英雄焕发出耀眼的光辉,最后的狂欢是对人的力量的赞美和歌颂。辉煌的主题音乐再现,气势磅礴,乐曲高亢悲壮,能发泄心头郁闷,抒发情感,使人情绪松弛、补心平肺、摆脱悲痛,振奋精神。

3. 《阳春白雪》

《阳春白雪》,为我国著名古曲之一,表现的是冬去春来,大地复苏，万物欣欣向荣的初春美景，旋律清新流畅，节奏轻松明快，这首曲子曲调属肺地音阶：商音。商调式乐曲风格高亢悲壮，铿锵雄伟，具有"金"之特性，可入肺。中医讲肺气需要滋润，这首曲子曲调高昂，包括属于土地宫音和属于火地徵音，一个助长肺气，一个平衡肺气，再加上属于肺地商音，可以通过音乐把你的肺从里到外彻底梳理一遍。最佳欣赏时间：傍晚，太阳在这个时间段里开始西下，归于西方金气最重的地方，体内肺气在这个时段是比较旺盛的，随着曲子的旋律，一呼一吸之间，里应外合，事半功倍。

4. 《阳关三叠》

《阳关三叠》这首乐曲最早产生于唐代，根据王维的《送元二使安西》谱写而成。全曲共分三大段，用一个基本曲调将原诗反复咏唱三遍，故称"三叠"，旋律以五声商调式为基础，音调淳朴而富有激情。商调式音乐随着曲调的旋律轻松呼吸，能促进全身气机的内收，调节肺气的宣发和肃降，具有养阴保肺之功效。

5. 《将军令》

《将军令》源于唐朝皇家乐曲，流传至今一千多年，有多种曲谱和演奏形式。乐曲节奏紧迫有度，抑扬顿挫，音浪错落有致，整个曲调气魄宏伟，犹如千军万马簇拥主帅胜利归来。《将军令》为商调式音乐，音乐高亢、悲壮、铿锵雄伟，商属金，通肺，适用于肺气虚衰、咳嗽气喘、心烦易怒、头昏目眩等症。

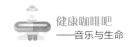
6. 《潇湘水云》

《潇湘水云》是一首十分著名的古琴曲,乐曲开始就像诗词文赋开头的起兴,泠泠圆润的泛音表现了一派朦胧宜人的湖光山色。而后延伸发展,古琴幽深、沉静、圆润等优美的音色与意境得到了充分的舒展与发挥。委婉的抒情、恬静的叙诉,展示了"潇、湘"山水烟云的妩媚秀丽。乐曲旋律委婉恬美,如友朋间的长夜倾诉,深切而情真,朴实而动人。而"水云声"大幅度的吟猱往来,间以连续空弦音的"应合",以及快速度的节拍,造成了一种"浪卷云飞"奔腾激越的气势与音乐形象。乐曲属商调音乐,气势磅礴、高昂,起伏委婉,震荡心肺,帮助人们扩充肺腑,加大肺活量,吸纳大量氧气,入肺经、大肠经,主理肺、肠的健康。

二、 疾病案例

1. 什么是慢性阻塞性肺疾病?

慢性阻塞性肺疾病(chronic obstructive pulmonary disease,COPD),是以持续气流受限为特征的可以预防和治疗的疾病,其气流受限多呈进行性发展,与气道和肺组织对香烟烟雾等有害气体或有害颗粒的异常慢性炎症有关。

2. 慢性阻塞性肺疾病的临床表现有哪些?

(1)慢性咳嗽。常晨间咳嗽,夜间有阵咳或伴有排痰,随病程发展可终身不愈。

（2）咳痰。一般为白色黏液或浆液性，偶带血丝，清晨较多。

（3）气短或呼吸困难。早期在较剧烈活动时出现，逐渐加重，以致在日常活动甚至休息时也感到气短，是 COPD 的标志性症状。

（4）喘息和胸闷。部分患者特别是重症或急性发作时可出现喘息。

（5）其他。晚期患者有体重下降，食欲减退等。

三、　音乐与慢性阻塞性肺疾病的关系

音乐治疗作为一门比较典型的文化与科学的交叉性应用学科，包含了心理学、医学和音乐艺术等多门学科的知识范畴，利用音乐和音乐活动对人的心理活动及人际关系所产生的作用对心理健康进行调节，在建立良好的社会适应能力、道德健康、躯体健康和心理健康方面起到不可或缺的作用。

音乐治疗不同于一般的音乐欣赏，它是在优雅清静的环境中，用优美的旋律、舒缓的节奏、使人感受到清静、淡远的意境，引人入胜，从而促进心理的自我调节，达到养生的效果。中国民乐最具这种特色，有益养生治病。"五音疗疾"中的五音"宫商角徵羽"，根据理论，把五行（金木水火土）、五脏（肺肝肾心脾）、五志（悲怒恐喜思）和五音（商角羽徵宫）

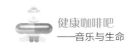
相关联,五音对人的情志变化有影响,情志因素的变化又影响五脏,五音能直接作用于五脏——宫音益脾,商音健肺,角音活肝,徵音养心,羽音补肾。选听一种调式的音乐,组成"音乐处方",通过对意识情感的调整,使五脏的生理、病理产生影响,商调式音乐可调节呼吸系统功能,增强机体的抗病能力。

　　近年来,音乐疗法在许多医疗领域得到应用,获得了肯定性评价。COPD疾病具有病程长、病情易反复等特点,极易导致患者产生紧张、焦虑、抑郁、恐惧等负性心理情绪。对COPD患者应用听、唱结合的个性化的音乐疗法方式,可以影响机体内的内啡呔水平,达到唤起愉悦感觉,改善心理感受及减轻焦虑的作用,提高患者的生活质量。研究表明,音乐疗法不仅有助于减轻COPD患者的抑郁症状,改善生活质量,且有助于改善患者的肺功能,如一秒钟用力呼气量(FEV_1)及FEV_1/最大肺活量(FVC),从而改善呼吸困难,个体化的音乐可调节大脑皮质功能,影响机体内的酶类、激素、乙酰胆碱、多肽、内啡肽等水平,从而影响神经、血管及心理活动等,使人产生心旷神怡、轻松愉快的感觉,改善COPD患者的负性心理情绪,缓解临床症状。

　　音乐疗法还可以改善COPD患者的呼吸功能,音乐疗法加上运动疗法后COPD患者可有效改善其生活质量。音乐疗法可作为COPD管理的有效方式,通过音乐训练可以起到锻炼呼吸肌的作用，能够增强肺功能。音乐疗法进行的时间为每日巳时（9:00～11:00）和酉时（17:00～19:00），因时施治是取得显著疗效的关键之一。COPD 属于中医学"肺胀"范畴，主要病机为肺失宣降，病变脏腑累及肺脾肾。根据子午流注理论，巳时和酉时分别是脾经、肾经最旺的时辰。中医学理论认为"肺属金，脾属土，土生金"，脾居于中焦，主运化，为气机升降的枢纽、气血生化之源、后天之本。肺的宣降功能有赖于脾的正常运化功能。巳时脾经运行最旺时进行干预，可调节脾经功能，从而达到"培土生金"的作用。肺为气之主，主司呼吸运动；肾为气之根，肾主纳气，故肺脏的肃降功能有赖于肾的收纳功能。酉时为肾精运行最旺的时辰，此时进行音乐疗法，可调节肾经功能，从而取得良效。但不可否认的是，呼吸训练的强度、标准、时间都是很不好掌握的元素。患者自己进行训练的时候就会伴有很强的主观性，在COPD 患者进行呼吸训练时让音乐治疗师一同参与，辅助患者进行整个康复呼吸训练的过程就显得格外重要。COPD患者结合歌唱的方式，也可以训练患者的呼吸肌，改善呼吸功能。在接受音乐治疗前治疗师对患者的整体情况需进行一个全面的评估，重要的是治疗师必须与患者进行日常生活和音乐文化的讨论，一同与患者制定活动中所需要用到的音乐，辅助患者进行正确的常规呼吸训练，同时再配合药物等治疗会给患者带来更好的疗效。此时音乐治疗作为一种辅

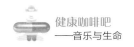
助手段配合着呼吸训练，药物治疗等共同帮助患者进行肺康复。

（施劲东　　陈爱珍）

第七节　音乐与阿尔茨海默病

一、音乐欣赏推荐

1. 《我和我的祖国》

《我和我的祖国》诞生于 1983 年 11 月，由张藜作词、秦咏诚作曲，入选中宣部评出的"庆祝中华人民共和国成立 70 周年优秀歌曲 100 首"，歌曲采用了抒情和激情相结合的笔调，将优美动人的旋律与朴实真挚的歌词巧妙结合，以第一人称的手法诉说了"我和祖国"息息相连、一刻也不能分割的心情。歌曲呈现了高山、河流、炊烟、村落、大海、浪花等具体事物，通过这些美好的意象，表达了人们对祖国的热爱与依恋。这样一首歌，让中国人听了就热泪盈眶。

2. 《好一朵美丽的茉莉花》

《好一朵美丽的茉莉花》改编自 300 多年前扬州茶园里脍炙人口的民歌《茉莉花》，是世界公认的中国民歌代表。歌词描绘了一位姑娘想摘茉莉花，又担心受看花人的责骂，被人取笑，又怕伤了茉莉花等的心理活动，内容健康向上。通过曲调在胆怯、羞涩、踌躇三个层次上的感情变化，体现这位少女爱花、惜花、热爱大自然的美好心灵，表现了一个天真、可爱、活泼、纯洁的美好形象，同时又生动含蓄地表达了人们对真、善、美的向往和追求。歌曲堪称雅俗共赏，百世流芳。

3. 《南泥湾》

《南泥湾》是一首广为传唱的陕北民歌，1943 年诞生于延安，旋律优美、抒情，热情歌颂了开荒生产建立功勋的八路军战士，歌颂他们把荒凉的南泥湾改造成了美丽的"江南"。歌曲歌颂了"自己动手，丰衣足食"的劳动精神，讲述了劳动英雄们把昔日荒草遍野的南泥湾变成了陕北江南、"到处是庄稼、遍地是牛羊"的伟大业绩。原本它只是一首民间的小民歌，但它包含了一个悲壮的又令人振奋的革命故事，成为几代人传唱的名曲。

4. 《同一首歌》

《同一首歌》创作于 1990 年，由陈哲作词、孟卫东作曲，当时作为 1990 年北京亚运会开幕式片头曲而风靡全国。它曲调悠扬、旋律优美、词曲贴切、通俗易唱，就像长了翅膀一样，飞进千家万户。歌曲第一段似清风徐来，委婉清丽像点点雨滴，滋润人们的心田；歌曲第二段节奏舒展，情绪层层递进，逐渐达到高潮，像一股甘泉，一直沁入听众的心灵深处。

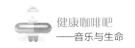
歌曲绘声绘色地描述出一幅欣欣向荣、兴旺富强、和谐友好、和平幸福的景象,乐曲娓娓动听,通过多年的广泛演唱,在大家心目中留下深刻的印象。

5. 《阳光总在风雨后》

《阳光总在风雨后》是由陈佳明作词、陈佳明作曲、吴庆隆编曲、许美静演唱的歌曲,这首歌后来成为中国女排的队歌,因为当时女排队员的演唱而风靡一时。歌曲抒情、励志,歌词简短押韵,生活化的词句让普通听众很快就能接受且时常哼上几句。干净柔和的音乐与歌词完美搭配,像一位亲切的友人在耳边轻声鼓舞,将柔弱却不失坚强的音符送进人们心里。

二、 疾病案例

1. 什么是阿尔茨海默病?

阿尔茨海默病是一种隐匿起病、进行性进展的神经系统退行性疾病,患病率随着年龄的升高呈显著增长趋势,是导致我国老年人痴呆的最主要原因。阿尔茨海默病可以通过神经心理学量表检测,早期发现认知损害及评估认知损害的程度。

2. 阿尔茨海默病有哪些临床表现?

阿尔茨海默病早期最典型的临床表现是近事记忆减退,随病情的发展,长期记忆也出现减退,患者出门后找不到回家的路,容易出现疲劳、焦虑、消极情绪。随着疾病的继续进展,患者逻辑思维以及综合分析的能力会出现减退,语言重复,计算能力下降,出现明显的视空间障碍,如在家中找不到自己的房间,失语,失用,失认等。等到晚期,患者除上述各症状继续恶化外,哭笑总是出现无常的情况,语言能力丧失,四肢出现强直或屈曲麻痹的情况,逐渐丧失一切能力,大小便失禁,生活不能自理,完全依赖他人。

三、 音乐与阿尔茨海默病的关系

1. 音乐对阿尔茨海默病的预防作用

音乐是一种旋律,一种心境。美妙的音乐,通过听觉器官传入体内,能够发生微妙而和谐的共振,提高大脑皮层神经细胞的兴奋性,活跃和改善情绪,消除外界精神心理因素所造成的压力;还能通过神经体液调节机制,促进血液循环,增强脑、心、肝、肾等器官功能,增加胃肠蠕动和消化腺分泌,加强新陈代谢。音乐治疗对老年人,不仅能陶冶其身心,还能够延缓脑和身体其他器官功能的衰退,减轻对生活的孤独感。音乐的选择因人而异、因情绪而异,应选择个人喜爱的、符合当下情绪的音乐。

2. 音乐对阿尔茨海默病的治疗作用

音乐疗法已经被证实对认知障碍的治疗起到积极作用,能够缓解轻度阿尔茨海默病的临床症状。对于阿尔茨海默

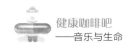
病患者,适合选择有歌词、患者耳熟能详的老歌,不可选择旋律激昂、节奏过快的歌曲。老歌有助于唤醒患者潜在的记忆,有些事物可能在疾病的影响下被遗忘了,仍有可能被曾经熟悉的旋律唤醒。这些旋律可以是曾经广泛流传于大街小巷的流行歌曲,也可以是母亲在孩子耳边轻哼的摇篮曲。

2019 年,国家卫健委在北京主办的《世界阿尔茨海默病日主题宣传活动》上,一位患者家属分享了她的经历,她的母亲在疾病晚期已经不认识自己的女儿,但是仍然会轻轻哼唱女儿小时候的童谣,每当哼起童谣时,就会记起与女儿相处的一些日常。

目前,已经有越来越多的音乐治疗师参与到阿尔茨海默病的治疗中,音乐治疗对于其治疗的独特性和广泛性,对人类的情感、情绪、心态的调适性功能,对疾病的预防与康复以及治疗阿尔茨海默病的作用等,正日益成为国内外研究的新热点。

（李　晨）

第八节　音乐与肿瘤

张蕾,复旦大学附肿瘤医院闵行分院护理部主任,致力于肿瘤幸存者康复护理管理及肿瘤预防科普工作。2020 年被评为上海市闵行区新冠工作先进个人，获得闵行区创新英才奖。

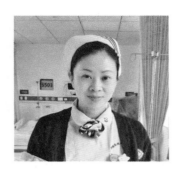

一、 音乐欣赏推荐

由于音乐本身个人主观意识强烈，地方民俗色彩浓厚，因此在临床实践中常会碰到选曲困难。

有研究表明，让音乐爱好组的患者自由选择自己喜欢的音乐要比非乐音爱好组由治疗师选择的音乐所产生的效果好。

（1）抗焦虑、制怒类：《春风杨柳》《江南好》《同舟共济》《星期六的晚上》《化蝶》。

（2）抗抑郁、振奋精神类：《祝您快乐》《春天来了》《心花怒放》《喜洋洋》《命运交响曲》《祝您幸福》《蓝色狂想曲》。

（3）治疗失眠、多梦类：《梦幻》《摇篮曲》《绿色小夜曲》《醉夜》《大海一样的深情》《春江花月夜》《二泉映月》。

（4）增强食欲类：《餐桌音乐》《欢乐舞曲》《北国之春》《花好月圆》《花谣》。

（5）解除疲劳类：《假日的沙滩》《矫健的步伐》《锦上添花》。

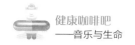
二、 什么是肿瘤？

肿瘤是人体器官组织内一种丧失了正常功能的细胞，它增长极快，有的还会转移到人体其他部位，可能危及生命。肿瘤可以分为良性肿瘤和恶性肿瘤两大类，良性肿瘤对人体健康影响较小，而恶性肿瘤则对生命构成巨大威胁。癌是一种恶性肿瘤。正常细胞变为癌细胞后，就像一匹脱缰的野马，人体无法约束它，导致细胞恶性增生，使人体大量营养物质被消耗。同时，癌细胞还能释放出多种毒素，使人体产生一系列恶性症状。如果发现及治疗不及时，癌细胞还可转移全身各处器官生长繁殖，最后导致人体消瘦、无力、贫血、食欲不振、发热及脏器功能受损等，甚至危及生命。

三、 肿瘤的流行病学

肿瘤发病率：每 10 万人中有 286 人患癌；一生中有22％的概率患癌症。

肿瘤死亡率：每 10 万人有 181 人患癌死亡，每分钟就有 6 人被确诊为癌症，平均每 5 位癌症患者有 3 人死亡。

四、 肿瘤患者的心理

肿瘤疾病的发病率越来越高，已经成为严重危害人类健康和生命的常见疾病。肿瘤是一类全身性、基因性的疾病，其发生除与生理因素有关外,还与心理、社会等因素明显相关。

据国内多家肿瘤医院临床调查表明,同期癌症患者,在接受同等治疗的前提下,凡心理调适好、心情乐观者,预后效果好;反之预后较差。除了癌细胞,心理因素正成为扼杀肿瘤病人生命的一个重要因素。人们常说,"一个人最大的敌人就是自己""其实谁也无法把你打倒,能打倒你的只有你自己"。

癌症患者保持乐观的生活态度,树立战胜疾病的信心,坚信自己的康复能力,是克服癌魔的首要前提。因此,患者家属和医护人员及时掌握患者的心理变化特点,给予相应的指导,对肿瘤的治疗尤为重要。

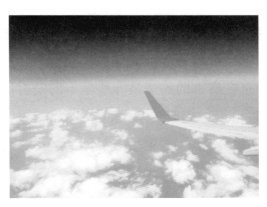

红色机翼(乔建歌拍摄)

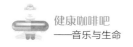
（一）肿瘤患者的心理特点

1. 恐惧

多数患者在毫无准备的情况下被告知患上癌症,第一反应是惊叫,不愿意相信事实,对于突如其来的癌症诊断难以接受,怀疑医生可能是给自己误诊了,内心有一种空虚和不确定感。确诊后会出现恐惧和绝望,一般患者对恶性肿瘤的认识有不同程度的片面性,认为癌症是"不可救药"的绝症,甚至认为癌症是"判死刑的人"。他们对癌症的惧怕就像孩子们害怕黑暗一样,黑暗本身并不可怕,但对黑暗的未知感和因此引起的想象是令人担忧的。尤其在刚得到诊断的第一周,他们会想:"为什么得癌的偏偏是自己呢?"后悔没早到医院做检查。

2. 焦虑和害怕

患者往往容易怀疑自己的病能不能治好、还能活多长、癌细胞是否已经扩散等;怀疑医生的医治水平不高;怀疑医生和亲属对自己所讲的病情是一些骗人的安慰话。他们还害怕分离,害怕无力克服疾病,害怕丧失自理能力,害怕疼痛,害怕无法治愈,嫉妒健康人。因此,患者内心总是处于一种不安的状态。

3. 绝望

患者一想到生活的前程即将结束,努力奋斗的事业、温暖的家庭、丰富多彩的人生都将与之告别,这种结果又无法改变与摆脱,心理上就会感到极度的悲观绝望,精神上高度紧张。而且,患者不仅要承担癌症病死率高、医疗费用昂贵的压力,还要面临失去了原有家庭和社会地位的风险,人生道路上可能会受到很大挫折,悲观心理就自然出现了,从而很可能出现抑郁、躁狂、幻觉、睡眠障碍等特殊情绪。

肿瘤患者出现上述心理后若能及时而恰当地予以消除,尤其是在接受手术、化疗和放疗时,积极配合医生做好心理调节,对患者取得良好的治疗效果是十分重要的。马克思也曾说过:"一种美好的心情,比十副良药更能解除生理上的疲惫和痛楚。"

(二) 肿瘤患者心理护理

1. 科普肿瘤基本常识

减轻患者身心痛苦,首先要清除"不治之症"的影响,医护人员要用科学的解释,说明疾病的一般知识,如病因、症状及预后,让患者正确认识癌症的自然病程,采取积极的态度;告诉他们在科学技术快速发展的今天,对于许多中、晚期的癌症,目前的治疗手段和疗效亦在不断地突破和提高,使病人主动配合治疗。

2. 建立信任

医务人员要对患者以诚相待,讲明疾病的发展规律,现代的医疗手术所能达到减轻或治愈的程度,并保证治疗不会给患者带来严重后果等,与患者建立信任关系;同时向患者

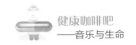

表达情感上的安慰和关心,让他们体会到并非独自面对不幸,医生会尽最大努力帮助你,让他们在内心深处相信自己是能够治好的,医生会有办法的,增强患者的求生信念。对顾虑重重患者,要使他们认识到不良的心理和精神状态,可导致病情恶化,使其从多思多虑中解脱出来。

3. 减轻焦虑

在患者的心中,常常希望吃药后"立竿见影",手术后手到病除。但是愿望归愿望,事情却没有这么简单,尤其是癌症这种疾病,属于顽症之列,不可能是速战就能速决的。病人如果因此产生了焦虑心理,失去了治疗信心,会使病情更为恶化。因此,癌症患者对自己的病,要有打大仗、打长仗、打恶仗的思想准备,内心不急不躁,一切按治疗的"既定方针办",及早将自己的悲观情绪和一切困惑向亲人朋友倾诉,也可以到心理医生处将心中的郁闷和不满说出来。请你记住,恐惧和痛苦都是暂时的,由此带来的烦恼与绝望也必将过去。

4. 处好人际关系

患者与周围人的关系是否和睦,对于他的病情能不能好转,十分重要。如果能和各方友好相处,就能减轻内心的压力,心情愉快,集中"兵力"去与疾病做斗争。鼓励患者参加一些互助组织,和病友交流心得,请治愈病人现身说法,相互鼓舞。组织患者做力所能及的工作,分散其注意力。国内的

医学普及刊物、中老年养生书籍等都介绍有不少病例和抗癌
知识,可以经常阅读,从别人的经验体会中吸取力量,获得向
癌症作斗争的强大精神支柱。尽可能多地与已经康复的癌
症患者进行交流,了解他们是怎样战胜不良情绪的,看看在
他们身上有哪些经验值得借鉴。

5. 引导患者采取积极的应对方式

鼓励患者在身体条件许可的情况下,坚持每天半小时到
一小时的运动,如散步、练气功、打太极拳等。不喜欢运动的
人,可以和朋友聊天,或做些小工艺品等。及时调整自己的
生活坐标,看淡名、利等眼前利益,收听健康欢快的音乐,可
有效改善不良情绪。

五、 什么是音乐治疗?

我国音乐治疗研究者张鸿懿认为:音乐治疗是以心理
治疗的理论和方法为基础,运用音乐特有的生理、心理效应,
让患者在音乐治疗师的共同参与下,通过各种专门设计的音
乐行为,经历音乐体验,达到消除心理障碍,恢复或增进心理
健康的目的。它既是一种新型的治疗手段,亦是一门追溯久
远的干预措施,它是一种集医学、心理、乐理为一体的治疗方
法,在医疗保健及心理健康的诊治方面具有广阔的运用价
值。其实当前对于音乐治疗的定义尚无统一定论,不同地区
对于音乐治疗的定义不同。美国音乐治疗学家认为:音乐

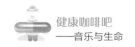

治疗师利用各种音乐体验的形式形成一个系统的干预过程，在这个过程中实行治疗措施；日本的音乐治疗专家则认为：根据音乐治疗师的治疗计划，音乐家、护士和心理学家一起工作，音乐家、护士和心理医生协同合作。

音乐疗法的历史源远流长，可以追溯到原始社会。不论是国内的巫医，还是国外的法师，均是音乐治疗的早期应用者。当时的人们通过敲击乐器或吟唱的方式来达到治疗的效果，甚至是作为正式治疗仪式的前奏曲，以达到辅助治疗的效果。亦有多篇早期的著作描述了音乐治疗对人体生理、心理的影响。《内经》就曾指出，听闻、演奏音乐需有选择性，这样才有益于身心健康；《内经》亦说明音乐和内脏具有一定的联系，五音在机体健康的发展中具有重要意义。此外，西方国家有多位科学家提出过，音乐能通过影响人的灵魂加强或消除人的情绪变化，从而影响一个人的行为和意识，且音乐具有疏导情绪的作用。

现代心理学者普遍认为，音乐治疗师成为一种正式的职业手段开始于18世纪。18世纪末的 I. M. 阿路特秀拉氏被认为是第一个音乐治疗工作者。他发现使用音乐的节奏，配合情绪和精神的节奏，能对精神病患者起积极的作用。当时他们已经把音乐治疗当作一门科学对待了。尽管音乐治疗在我国，作为一门完整的现代学科开始时间较晚，但发展迅速。自1979年，美国音乐治疗师刘邦瑞教授第一次把欧美音乐治疗学带到国内至今已过去 40 年,1981 年,沈阳军区医院首先开展了音乐电疗法,其后与针灸结合,从而使我国的音乐治疗走出了一条与西方音乐治疗不同的,具有中国特色的音乐治疗之路,中国走出了一条与外国音乐治疗不同的,具有中国自己独特魅力的音乐治疗之路。目前,多种关于音乐治疗的研究已经开始实施,开展了与心理治疗相结合的心理音乐疗法,开展了特殊人群的音乐治疗可操作性研究,并取得了可观的效果。1989 年,中国音乐治疗学会成立,进一步促进了我国音乐治疗事业的发展。

音乐治疗作为一种治疗手段,其表现形式多种多样,目前公认的治疗方法可以分为三大类:即接受式音乐治疗、再创造式音乐治疗和即兴演奏式音乐治疗。接受式音乐治疗主要是通过欣赏特定的音乐来调整患者的身心以达到诊疗的效果。研究表明,积极、正面的音乐刺激能促进大脑合成分泌多巴胺,从而调剂人体身心的多种生理活动,从而影响机体及情绪的变化,达到治疗效果;再创造式音乐治疗需要患者的积极参与,所以它更强调患者的参与性,而不是只要求患者听音乐,它通过联系特定音乐转变与情感转变的复杂对应关系,让患者主动参与那些制定好的音乐活动中去,并通过音乐欣赏和音乐想象等方法,使其身心在音乐活动中达到和谐;即兴演奏式音乐治疗在音乐素养比较发达的国家更为普遍,在一些欧洲国家,音乐治疗的主要内容就是即兴演

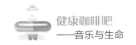
奏,它常常是通过演奏一些简单的乐器来实施的,它的原理即人们对和谐音乐的接受,和对不和谐音乐的拒绝,通过对旋律的识别和再认识,辨别和谐跟不和谐之间的转换,最终寻找和体验和谐的音乐。

总的来说,音乐治疗由于它的包涵性、广泛性和易接受性决定了它的前景之广阔。目前,音乐治疗正以其独有的感染魅力和灵活的应用方式帮助解决人们在心理、生理等各个方面的问题。

六、 音乐治疗的生理学研究和优势

音乐与人体的各种生理功能之间有着密切的联系,早有多项近代的科学研究证实,音乐能够影响人的呼吸、循环等生命体征和肌肉、内分泌等生理变化。在音乐治疗活动中,人们发现音乐本身有规律的声波振动频率与人体内部的生理节奏会产生共振反应,使人体的生理状态发生有益的变化,通过音乐刺激来调节人的大脑网状结构、大脑边缘系统、大脑皮层、中枢神经系统和内分泌系统等生理性变化来达到调整情绪的作用。大量的科学研究及事实证实,人在紧张或兴奋时呼吸急促、脉搏加速;反之,心情放松时,呼吸会变得平稳、脉搏变缓。这些变化也说明了脉搏和呼吸与人的情绪心理相关。音乐治疗的生理学研究就是对人类生理机体与音乐治疗实施干预处理的整体水平研究。聆听某些特定的具有一定共性的音乐时会让自己感到愉悦，从而产生某些积极的"情绪反应"。这些"情绪反应"又能影响到机体的自主神经系统和内分泌系统，从而影响到人体的生理、心理变化，产生积极的影响。

音乐治疗是一种新型的、无创的、不良反应相对较少的辅助治疗方法。相对于传统的药物治疗、手术治疗以及理疗对机体的作用，音乐治疗更着重于心理方面的作用，故其更容易向生物——心理——社会模式转化。

七、 音乐与肿瘤的关系

音乐治疗可降低应激效应、增强抗肿瘤免疫、抑制肿瘤细胞的转移。首先，在临床实际应用中，音乐具有稳定肿瘤患者血压和心率的作用，可降低其焦虑水平，减少镇痛药物用量。改善癌症患者的焦虑、抑郁等心理状态，优化肿瘤患者的情绪，改善躯体症状，增强患者的舒适感并能减轻因放化疗引起的恶心、乏力等症状。其次，在情感交流方面，在肿瘤患者中实施音乐疗法可增进护患沟通，促进和谐护患关系的建立。最后，在肿瘤临终患者的护理中，可明显改善临终患者的焦虑水平，减慢心率，改善疼痛、疲劳和昏昏欲睡的感觉，提高其生存质量。

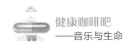
八、 音乐在肿瘤手术中的应用

（一） 音乐有稳定血压、心率的作用

应激的本质是机体面临压力时的紧张状态,医院的环境和疾病本身都是不可忽视的应激源。肿瘤患者的心理状态更容易引起患者强烈的应激反应。音乐作为自然的旋律通过心理、生理途径调节循环系统,使心率由快趋于正常。血压由高趋于平缓:有实验证实患者在整个手术过程中被音乐所感染,心情处于放松状态、血压平缓、心率稳定。

（二） 音乐有稳定情绪的作用

音乐作为围手术期患者的辅助治疗取得了较好的效果。研究表明:术前听取 20 min 恬静的音乐后,患者的呼吸频率、心率、收缩压和舒张压均低于听音乐前的状况。焦虑评分从 47.5 分下降到 41.5 分。而不听音乐的对照组焦虑评分则从 40.7 分上升到 44.3 分。对于手术过程过分紧张、恐惧的患者,麻醉师往往给患者一定的辅助药,让其进入安静式睡眠状态,以缓解患者的紧张情绪。手术时听音乐,可减少术中镇静药的应用,其需要量仅是常量的 1/3;术后清醒期听音乐,第一次需求止痛剂的时间明显后延。这有利于减轻药物不良反应和手术中患者的观察和护理。

（三） 音乐为患者提供适宜的手术环境

即使在最现代化的手术室都不可避免手术中发出器械

的传递声、电刀的烧灼声、监护仪器的运作及报警声、医务人员的说话声。这些噪声对于麻醉前及术中神智还清醒的患者而言,是一种劣性的刺激易引起恶性循环并增加患者的恐惧心理。背景音乐既可以让患者在心情愉快的状态下手术又可减轻这些噪声对患者的不良影响,缓解患者的紧张情绪。

(四) 音乐的生理、心理效应

(1)情感效应:音乐信息刺激大脑边缘系统,促使边缘系统调节人的情绪活动,往往产生感情上的共鸣,引起情绪反应。

(2)镇痛效应:据近年来最新研究,音乐信息的刺激可促进内腓肽的分泌,内腓肽具有镇痛作用;其次,听音乐时人的注意集中到对音乐的欣赏上,转移了对疼痛和疾病的注意,因而痛觉减弱,这也是听音乐能镇痛的原因之一。

(3)联想效应:人们在倾听过去唱过或听过且比较喜欢的乐曲时,音乐信息作为一种刺激物会引起听者的联想,联想过去听或唱这首曲时一系列的情景和经验,如愉快的联想可引起安慰的、欢快的心情,从而引起相应的生理反应,造成良性的心理—生理循环。

(4)心身效应:心理情绪的变化与身体内脏器官功能的变化是互相影响、互有联系的,音乐通过调节心理和情绪状态,改变试交感神经或迷走神经的紧张度,从而使心血管、呼吸、胃肠等系统功能发生变化。

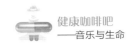
（5）振动效应：音乐声波的机械振动会引起体内器官节律性活动的改变，或加强，或减弱，或趋向同步的节律活动，或使不规律的活动为有节律的规律性活动。

（五）音乐的选择

1. 音乐的基本特点

音乐的节奏、旋律、和声和音色，都和人的情绪密切相关。根据音乐心理治疗的理论并结合肿瘤患者的特点，宜选用"清、微、淡、远"等音频特征的曲目。"清"指清晰、清纯，音色净而不浊；"微"指细腻、精致；"淡"指恬淡自然；"远"指意境幽远。

2. 音乐的体裁

根据以上所介绍音乐的基本特点，术中宜选用以下曲目：①小夜曲。曲调亲切抒情，风格优雅，旋律优美；此类音乐能稳定情绪，使人心情愉快。②轻音乐。指轻松愉快、节奏鲜明的音乐，使大脑及神经功能得到改善，能使人精神焕发，消除疲劳。③民乐。具有意境幽远、音色优美、使人心驰神往的特点，如二胡曲及古筝弹奏曲等。

3. 音量的选择

就音乐的声音而言：分为高、中、低音。高音代表呐喊、活力，听了令人兴奋、激动；中音代表松弛、舒畅，听了令人平静、安逸，十分适合静神养生之用；而低音代表呐喊、活力，听了令人沉重压抑。所以，在手术过程中宜播放中音调的曲目。一般而言,背景音乐的声压级高出现场声音 4～6 分贝 (dB)较为适宜,音量太大,会适得其反,变成一种扰人的噪声,使人感到不安、浮躁。

九、 音乐在热疗中的应用

热疗是晚期恶性肿瘤新的治疗手段之一,它与放、化疗联合治疗,有明显的互补和增效作用。治疗前多数患者不了解该疗法,加之热疗室是一个相对封闭的环境,治疗时间长,需局部固定体位,患者缺乏安全感、舒适感,易产生焦虑、紧张等负性心理。所以在治疗中,我们针对性地提供有价值的信息、资料,讲解有关知识,做好热疗前的宣教;讲解治疗过程及注意事项,并配播放节奏舒展、音色和谐、层次清晰的乐曲。主要根据患者的心理诱因选择乐曲,可选择表达悠然自得、安稳舒适情绪的乐曲,也可根据患者自己的喜爱挑选,音量以患者舒适为准。大家知道恶性肿瘤不仅是一种躯体疾病,也是一种强烈的心理冲击和精神重创。热疗是利用高热杀伤癌细胞,是一种新的治疗恶性肿瘤的方法。热疗环境、长时间的热疗造成体温升高等因素均会使患者缺乏安全感,易产生恐惧心理,有的会发展为无法克制的焦虑而加重心理负担,甚至不能坚持完成原热疗计划。

音乐放松疗法是系统地应用音乐的特殊性,通过音乐特质对人体的影响,协助个人在疾病或残障的治疗过程中达到

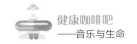

生理、心理、情绪的整合。人的情绪与大脑皮层、丘脑下部有密切联系，音乐疗法能通过大脑边缘、脑干网状结构调节躯体运动、自主神经、大脑皮层的生理功能。通过协调、节奏、旋律、力度的音响振动信息，作用于人体各部位，引起人体五脏六腑、肌肉、脑电波的和谐共振，而改善各器官功能紊乱状态；也可缓解疼痛，转移注意力，使人忘却烦恼，心情舒畅。音乐放松疗法后患者的肌电位水平降低，从而产生松弛效应，使患者感到舒适，减少不安全感。音乐心理体验使被治疗者情绪、行为及思想观念产生改变，能增强对环境的适应性，并得到心理成长，获得成功的人生体验，从而提高生活质量。音乐放松疗法作为一种特殊的心理治疗，语言交流的作用及意义不可忽视，它对于建立良好的医患关系，强化音乐的心理效应，更好地因人而异、有的放矢地治疗至关重要。尤其是处方音乐的引入，音乐的治疗作用显而易见。治疗过程中应有心理诱导的语言，以保证音乐放松疗法的效果。音乐疗法作为一种特殊的心理治疗方法，解除患者焦虑，分散注意力，减轻患者疼痛及增加患者安全感及舒适性都有明显的效果。音乐放松疗法后，患者的心理得到了改善，激发了患者的生存欲望，增强了忍受治疗痛苦的耐受力及提高配合治疗的积极性，患者的焦虑、抑郁水平明显降低，从而改善情绪，减轻对心理刺激的反应。同时缓解疼痛，减轻症状，促进治疗顺利完成，延长了中晚期肿瘤患者的生存时间，提高了患者的生活质量。

十、　音乐在放疗中的应用

　　放射治疗是恶性肿瘤的三大治疗手段之一。放射治疗时，大型放射治疗设备发出的噪声、治疗室的空旷与封闭、治疗中无人陪伴及躺在自动运动的治疗床等因素，使患者身心处于应激状态，机体在应激状态下会出现心率、脉搏加快，血压升高等各种功能和代谢的改变，常导致患者发生焦虑、紧张，甚至恐惧，进而导致呼吸动度的改变，影响肿瘤放射治疗中靶区的位置，可能导致肿瘤放射治疗剂量的不足，引起肿瘤复发或转移。音乐可以改善人的焦虑、抑郁、烦躁等不良情绪，减轻疲劳及疼痛感、提高语言及认知能力，还能增强心血管系统及免疫系统的功能；改善放疗期间癌症患者的焦虑、抑郁的心理状态，对患者有镇静、镇痛作用，并能减轻因放疗引起的恶心、乏力等症状；术前接受音乐干预患者的血压、心率及焦虑状态都明显下降，证明音乐干预治疗对缓解术前焦虑状态有效等，均证明在放疗过程中借助音乐可有效发病患者焦虑情绪，有利于治疗进行。

十一、　音乐在化疗中的应用

　　化疗所致恶心、呕吐是癌症患者化疗过程中最常见的不良反应之一。大量临床资料显示，即使化疗过程中使用了最

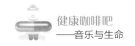
新的止吐药,但仍有 60％的化疗患者出现了恶心、呕吐的现象。严重的恶心、呕吐不仅降低癌症患者的生存质量,而且会影响到化疗疗程的进行。因此,及时有效地预防及缓解化疗所致的恶心、呕吐,对改善癌症患者生存质量并保证化疗的顺利进行有着重要的意义。音乐治疗是新兴的边缘学科,它以心理治疗的理论和方法为基础,通过心理调整、改善情趣、减轻焦虑症状,避免各种应激状态下对人体的反应。音乐治疗对于改善癌症患者负面情绪以及化疗不良反应等方面具有积极作用。

化疗时,根据患者的年龄、喜好、文化背景、信仰做一综合评估,从音乐治疗曲库中因人而异选取适合其治疗的曲目。在化疗开始前,给患者讲解音乐治疗的目的、使用方法、注意事项。治疗时,选择相对安静的独立空间,在治疗师的指引下完成,随着一系列递进式音乐配合肌肉放松训练,使其渐进性放松。经患者同意后,在化疗开始的 12 小时内给予音乐治疗,每天 2 次,每次 30 分钟。如果在音乐治疗中,患者出现恶心、呕吐等特殊情况,将会由治疗师对其进行。

音乐放松疗法的实施包括:①音乐的选择:建立音乐库,包括中国经典民乐、古典音乐、班得瑞轻音乐系列等共 160 首纯音乐。②实施过程:保持病室安静,患者排空大小便后平卧于床上,轻闭双眼,聆听、欣赏音乐 20 分钟,然后在指导语的引导下进行放松训练:首先从双手开始,吸气时逐渐握紧拳头(持续 4 秒),吐气时缓缓放松(持续 8 秒),体验紧张与放松的感觉;用同样方法按顺序放松前臂、上臂、脸部、颈部、肩部、胸部、腹部、大腿、小腿及脚等部位肌肉,放松过程与呼吸相配合。全身肌肉放松后,指导患者展开想象,想象美丽的自然景色或令人愉悦的事情,也可以想象化疗药物一滴一滴的进入身体并将肿瘤细胞一个一个摧毁。放松训练及想象过程持续 20 分钟,然后继续聆听、欣赏音乐20 分钟。整个过程持续 60 分钟,在化疗前 15 分钟开始进行,指导语由女性播音员以柔和的声音录制并插入到背景音乐中,以 MP3 的形式提供给患者。

十二、 音乐放松疗法的作用机制

音乐放松疗法通过音乐治疗和放松训练协同产生作用。音乐的频率、节奏和有规律的声波振动可以使人体组织细胞产生和谐的共振现象,进而使器官协调一致或者对相应的器官产生兴奋或抑制作用,从而起到治疗的效果;同时音乐能提高神经细胞兴奋性,通过神经体液调节使人体分泌有益于健康的激素、酶和乙酰胆碱等物质,对增强胃肠蠕动、促进消化酶的分泌具有重要作用。放松训练通过系统的收缩和舒张骨骼肌肌群,使人的身体呈现放松状态,从而达到心理上的放松。音乐放松疗法通过音乐和放松技术的协同作用,可分散患者的注意力,唤醒副交感神经兴奋性,降低交感神经

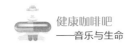
的兴奋性,降低肌肉的紧张感,产生与应激反应相反的生理、精神和情绪的无紧张状态,从而增强患者对恶心呕吐的耐受能力,降低大脑呕吐中枢对化疗药物的敏感性。同时有研究显示,在音乐放松治疗的过程中,患者沉浸于优美平静的意境,没有压抑与紧张,积极的体验逐渐代替消极悲观的感受,无助与恐惧的情绪渐渐弱化,减轻了心理因素引起的恶心呕吐症状。

十三、 音乐放松疗法的实施

理论上,音乐放松疗法应由专业的音乐治疗师来进行,欧美国家患者的音乐放松治疗由音乐治疗师开展,但其他国家大多数的医院并未有此编制,因此临床上也可由具有音乐放松治疗知识的护理人员来实施,开展音乐放松疗法。

十四、 音乐放松疗法实施过程中应注意的问题

实施音乐放松疗法的环境应安静舒适,可以是专门的音乐治疗室,也可以在病室中进行。过度的音乐治疗有可能造成患者厌烦的情绪,起到相反的效果,因此音乐治疗的时间不宜过长,有研究建议治疗的时间应在 30 min 以上,但最长不应超过 3 h。音乐的选择应以患者为中心,由患者自行选择喜欢的音乐,以满足每个人对音乐的喜好,提高患者治疗的依从性。

随着肿瘤心理学的发展，人们逐渐认识到社会心理因素在肿瘤的发生、发展和预后中起着非常重要的作用。癌症患者从怀疑诊断起，普遍存在着不同程度的心理压力，这种心理压力作为应激源可引起机体强烈的应激反应，并通过降低机体免疫力、影响进食和睡眠等，大大减低机体的抗病能力，促进肿瘤发展、降低治疗效果。人们更有甚者，患者可因绝望而拒绝接受治疗，或出现轻生和自杀的念头和行为。临床上也发现，心理素质较好、心理压力较小的患者，治疗效果往往较理想，预后也较好，而心理压力较大、情绪低落的患者往往疗效和预后不好。因此，适当的心理康复对于提高癌症患者的治愈率和生活质量可起到关键的指导作用，音乐疗法不失为一种既经济、又实用的心理治疗方法。

（张　蕾）

第十四章　音乐与急症

夏怀华，上海市第五人民医院妇儿全科护士长，致力于老年慢病护理管理，作为上海市南丁格尔志愿者，积极参加老年慢病科普、社区健康咨询等志愿活动。2008 年参加汶川地震抗震救灾，在四川省人民医院监护室病房工作。2010 年参加青海玉树抗震救灾，2020 年参加上海浦东机场新冠病毒采样工作。

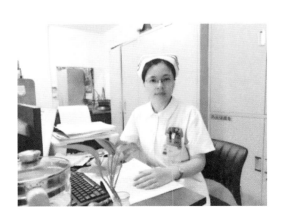

夏怀华参加社区科普活动

第一节　音乐与骨折

一、音乐欣赏推荐

1. 《仲夏夜之梦》

《仲夏夜之梦》门德尔松序曲，是具独创性的优秀之作。这首序曲于 1826 年夏间写成。它是一部带幻想性质的序曲，一部写作技巧高超、艺术性完美的杰作，用奏鸣曲式写成。引子由木管乐器轻柔地奏出自由延长的 4 个持续和弦，那漂渺的音响、营造出朦胧月夜的背景，令人虚幻，如置身于寂静，神秘的树林；随后，小提琴在高音区用轻盈的跳弓以快速的断音奏出主部的第一主题，这轻盈灵巧的旋律、活泼的节奏、奇妙的音乐，描绘出森林仙境中的一群小仙灵们愉快的追逐、嬉戏的情景，这个小仙灵主题在序曲中多次出现；接着，乐队以强奏奏出一段威严有力的旋律，它是主部的第二主题，代表仙王和仙后的形象，音乐与前面两个主题形成鲜明对比；副部抒情的旋律从弦乐上歌唱出来，先由小提琴奏出，再由乐队全奏，是非常柔美的爱情主题，给人柔情似水、缠绵甜美之感；主部的小结尾中，出现了粗犷有力的舞蹈性音乐，栩栩如生地描绘了仙灵群舞的场面；展开部分以小仙灵主题为主，表现迷蒙月夜的寂静林中小仙人跳着轮舞的神

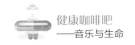
奇境界,并使人联想起因小仙灵的捉弄而发生在林中的各种趣事,随后,开始的持续和弦又重新响起;再现部中音乐有所减缩,小仙灵的轮舞又一次出现,爱情主题和谐地发展着,音色、音调比以前更加迷人,一连串轻盈、快速的乐句,把乐曲引向高潮;结尾象征青年恋人的爱情得到圆满解决,表现仙王和仙后在祝贺年青人终成眷属之后,返回了神妙的王国,小仙灵们的轮舞也消失在迷雾仙境中,人们向奥布朗王国告别,仲夏夜的一场梦幻结束了。

2. 《月光奏鸣曲》

《月光奏鸣曲》原名《升 C 小调钢琴奏鸣曲》,这篇名作的作曲者是人们称为"乐圣"的德国作曲家路德维希·凡·贝多芬。不论成就多大的伟人也有困苦,也有坎坷。我们都知道大师贝多芬的绝大多数或者说所有作品都是来自他的生活,他的生活充满着快乐和享受,也同时充满着折磨与痛苦。《月光奏鸣曲》就是在这些过程中,在现实与理想的矛盾碰撞中产生的。银色的月光下,潺潺的流水伴着银色的粼粼波澜。但是静谧之中又伴随着几种不同的情感,有希望与绝望的交织,有疑惑与坚定的冲击。整章的节奏清淡,细致而沉静。第二乐章,截然不同的轻快与第一乐章的沉思冥想和第三乐章的紧张氛围衔接得恰到好处,将思考快乐的元素,然而这又是暴风雨前的宁静,贝多芬最终无法寻觅到渴望中的清泉,于是在第三乐章中释怀了,倾泻了,爆发了。第三乐章,急风暴风雨式的旋律,无法遏制的沸腾情绪,在突发跳动的节奏中展现得淋漓尽致,汹涌澎湃的心情达到了最高潮,表达了高昂的斗志,使听众也充满了激情。在结尾,展现的是不断的呐喊声,突然又沉寂了下来,这是澎湃的积蓄,最终用迅速的节奏圆满收尾。这部交响曲是贝多芬先生真实生活的鲜明写照,苦难与机遇的并存,幸福和绝望的变换,梦想一次次的破灭和坚持不懈的决心,无不在这奏鸣曲中通过钢琴显现。

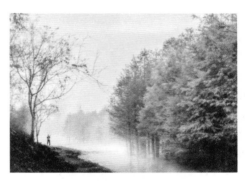

音乐与晨曦（陈宏星拍摄）

3. 《班得瑞》

班得瑞（Bandari）音乐是瑞士音乐公司 Audio Video Communications AG 旗下的一个新纪元音乐团体,其作品以环境音乐为主,亦有一些改编自欧美乡村音乐的乐曲。班得瑞的音乐,从头到尾只强调一种轻柔的绝对性,没有艰涩难懂的曲风,没有生硬的个人风格,不只是悦耳好听,同时也是

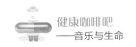
最纯净、最一尘不染的新世纪音乐典范！以清爽的配器构架出没有压力、没有负担的乐曲,加之高超的录音技术,使得音乐具有空灵感,溶入耳朵的不只是山林溪水的清新感受,更可以明显放松紧崩的神经。音乐收藏了瑞士罗春湖畔和玫瑰山簏、阿尔卑斯山自然元音。主要强调一种轻柔的绝对性,是最纯净、最能安定人心的音乐处方签。独特超广角音场、空灵缥缈的编曲构成最具高临场感的大自然音乐,可从呼啸的风声中听见悠扬的排笛,加上恬静的钢琴、吉他,仿佛置身仙境之中,结合阿尔卑斯山的鸟鸣,以及罗亚尔河的溪流声,给您置身原始森林的平和中。清爽的配乐架构处零压力、零负担的乐曲,更细琢的每一轨声道的解析度,使音场效果更具空灵感,让人体验到浑圆完美的声线,就连声波最细微的毛边都完整接受……枕边心事,是张仙境的蓝图;所有蛰伏、沉淀的狂想,化作柔软的草坡,任你在上头恣意翻滚。在那里,云是甜的,海是透明的,就连花都长齐了翅膀。你可以随兴邀请每一个访客,也可以独享这一片光鲜绿野。

4. 《碧涧流泉》

《碧涧流泉》相传为宋代朱紫阳所作,全曲原分六段加一尾声共七部分,表现了山林幽涧,一派碧绿,流泉泠泠;急峻时,嘈嘈切切,首尾响应,意趣盎然,素有《小流水》之称。第一段表现了在那千姿百态的奇峰异石之间,爆发出一股股清澈的泉水,涓涓细流,时急时缓。乐曲的第二三段,旋律向前弱和弦象是微露的曙光,使人产生一种期待、一种希望。

6. 《爱的欢乐》

《爱的欢乐》是著名的美籍奥地利作曲家弗里兹·克莱斯勒(Fritz Kreisler,1875～1962)的小提琴作品。《爱的欢乐》以明亮开朗的大调调性(C 大调、F 大调),活泼优美的旋律来表现爱情的甜蜜,小提琴大量运用充满活力的双音音程和轻快的断奏(跳音),既描绘了青年男女跳舞热恋的兴奋场面,又刻画了他们幸福喜悦的心灵。

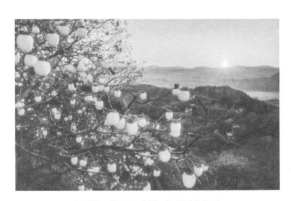

音乐与曙光(陈宏星拍摄)

二、 疾病案例

1. 什么是骨折?

骨折是指骨的完整性和连续性中断。骨折大多是由于外伤所受暴力而造成的。畸形,反常活动,骨擦音(感)是骨

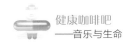
折的特征。严重的多发性骨折可导致休克,危及生命。

2. 骨折的临床表现有哪些?

局部表现:一般表现为肿胀、疼痛、瘀斑、压痛及功能障碍;特有表现可有畸形、假关节活动、骨擦音或骨擦感。

全身表现:较大骨折引起剧烈疼痛及出血,多引起明显的全身表现,甚至发生创伤性休克。

3. 骨折与音乐的关系

(1)音乐治疗对镇痛的效果。

疼痛是骨折患者共同的症状,往往也容易引起患者焦虑、紧张等不良心理症状常用口服或麻醉药物止痛治疗方式止痛,但药物易产生呼吸抑制、恶心、呕吐、皮肤瘙痒等不良反应,大量用药还会引起药物依赖,可能会对患者身体带来不同程度的影响和损害。音乐作为一种特殊的艺术语言,能对交感神经产生作用,与人产生共鸣,从而起到分散注意力,从而达到干预个人情绪的作用。近年来,音乐干预治疗在国内外广泛地展开。当前医学界普遍认同音乐疗法对疼痛有三大作用:①从物理学角度,音乐是一种声音,声音是声波的振动,是一种物理能量;一定声波的振动,作用于体内各个系统,会引起同步的和谐共振,产生一种类似细胞按摩的作用,使其产生兴奋和抑制,从而达到降压、镇痛的目的。②从神经学角度,适宜的音乐刺激听觉中枢,使人体交感神经系统活动减弱,副交感神经活动增强,从而能让患者在应激下保持平稳状态。③从心理学角度考量，疼痛使患者产生焦虑、不安、恐惧等应激反应，缓慢优雅的音乐可松弛全身肌肉，让患者感到轻松、愉快；节奏明快的音乐使人精神焕发、疲劳消除；旋律优美的音乐使人产生安定、愉快的心情。

（2）音乐治疗对骨折患者训练的康复作用。

整复和固定为骨折愈合创造了有利条件，而骨折能否迅速愈合关键在于功能锻炼，理想有效的功能锻炼在患者局部症状消除、骨折愈合及临近关节活动恢复正常方面有很重要的作用。功能锻炼能够达到理气活血、舒筋活络、强壮筋骨的作用，加速接骨续筋，早日恢复肢体功能。功能锻炼能使固定部位邻近关节和其他组织进行自主的活动，因而可以防止废用性肌肉萎缩、骨质疏松、关节强直、瘢痕粘连等。骨折在有效的固定下，通过功能锻炼可促进肢体的血运。肌肉收缩时，组织压力增高，推动静脉回流，肌肉舒张时，压力减低，更多的动脉血通过毛细血管流向静脉。由于血流量增加，也带来了成骨所必需的氧和其他物质，因此新骨能迅速形成。可以将音乐作为功能锻炼操进行康复功能锻炼，功能锻炼时由于配有音乐节奏，更易于接受，定期播放，使其能做到主动锻炼，促进骨折愈合，同时骨痂的生长能满足肢体的生理功能及生物力学性能。实施音乐功锻操由于已习惯了规律性，每天都坚持练操，因此刺激了骨痂的生长速度，有利于康复。

（夏怀华）

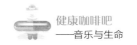

第二节　音乐与多发伤

一、音乐欣赏推荐

1.《c小调第五交响曲》

《c小调第五交响曲》又名《命运交响曲》(*Fate Symphony*)，是德国作曲家路德维希·凡·贝多芬创作的交响曲，作品 67 号，完成于 1807 年末至 1808 年初。生活中有苦难、失败和不幸，也有欢乐、成功和希望，这就是所谓的命运。但是，人不能听从命运的安排，应该掌握自己的命运，并且随时与厄运抗争、战胜它，只有这样才能得到幸福，才能建立起丰功伟绩，这就是《c小调第五交响曲》的中心意蕴。整部交响曲以四个乐章的形式从多方面揭示了这种斗争性思想，其中的第一乐章充满紧张性、严峻性和悲怆的气氛，是整部交响曲的基础，体现出各种情绪的对立和人内心最尖锐的矛盾。

2.《乘着歌声的翅膀》

《乘着歌声的翅膀》这首艺术歌曲，创作于 1836 年。当时门德尔松在杜塞尔多夫担任指挥，完成了他作品第 34 号的六首歌曲，其中第二首《乘着歌声的翅膀》是他独唱歌曲中流传最广的一首。这首歌的歌词是海涅的一首抒情诗。全

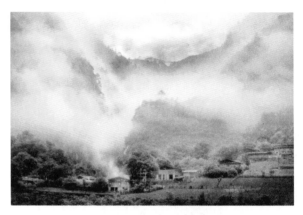

音乐与寂静山林（陈宏星拍摄）

曲以清畅的旋律和由分解和弦构成的柔美的伴奏，描绘了一幅温馨而富有浪漫主义色彩的图景——乘着歌声的翅膀，跟亲爱的人一起前往恒河岸旁，在开满红花、玉莲、玫瑰、紫罗兰的宁静月夜，听着远处圣河发出的潺潺涛声，在椰林中饱享爱的欢悦、憧憬幸福的梦……曲中不时出现的下行大跳音程，生动地渲染了这美丽动人的情景。

3. 《水上音乐》

《水上音乐》，又称《水乐》《船乐》。亨德尔作于 1715 年，是一部管弦乐组曲。传说是在英国伦敦泰晤士河上为新即位的英皇乔治一世演奏的，故有"水上音乐"的美名。现在我们听到的《水上音乐》是后来英国曼彻斯特的哈莱乐队指挥哈蒂（Harty）爵士为近代乐队所改编的乐曲，共有六个乐章：

快板、布莱舞曲、小步舞曲、号角舞曲(一种古代的三拍子舞曲)、行板、坚决的快板。由于旋律优美动听,节奏轻巧而流传后世。第一乐章为庄严的序曲,乐曲气氛活泼热烈,开始由圆号与弦乐器共同奏出轻盈的同音反复和华美的颤音,相互对答。第二乐章为舞曲般的旋律,气氛轻松舒展。第六乐章为坚决的快板,威武雄壮。这一部分是全曲最为精彩的篇章。

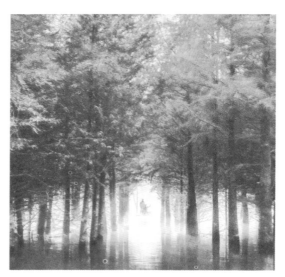

音乐与水中森林(陈宏星拍摄)

4. 《降 B 大调竖琴协奏曲》

《降 B 大调竖琴协奏曲》可以说是乔治·弗里德里希·亨德尔(George Frederic Handel,1685—1759)最著名的竖琴协奏曲作品。亨德尔出生于德国哈勒城的一个小市民家庭,是著名的英籍德国作曲家。当竖琴作为主奏乐器后,赋予了作品全新的感觉,旋律优雅明快是本曲的特点。

乐曲一开始就以明快积极的弦乐让听者心情愉悦,旋律带着明朗与优美的亮色。此后竖琴的主奏清脆欢快,如晶莹的鹅卵石点缀欢畅的浅溪,如从透明的水晶里传出的清凉灵动。也很喜欢抒情而优美的第二乐章,这时的竖琴相对安静了下来,舒缓的旋律流溢典雅柔美的诗意,仿佛经历愉悦后的宁静沉淀,焕发着另一种魅力。通过此曲来感受竖琴与古典音乐的魅力,当旋律荡漾心间时,音乐带来的静心的清凉、舒适的明朗给人以美好的精神享受。

5. 《梦幻曲》

《梦幻曲》是舒曼所作最著名的曲子,在《梦幻曲》中,可以明显觉察到诗歌般层层递进但又有些微妙变化的律动感。乐曲用单主题三部曲式写成。一般三部曲的第二段,在曲调、性格、节奏上都有所变化,以便前后形成对比。人们对那 4 个小节旋律既熟悉又喜爱,那些轻盈融情的歌,是每个聆听此曲的人心中的旋律。它叙述着人们儿时的美丽的梦,也抒发着理想世界的温暖、深远与甜蜜。一支简短的旋律包容了人们对生活、对爱情、对幻想的追求与希冀,也表达人们对已逝去或将来到的美好的梦幻的热望与挚爱。这支旋律可以响在孩子的摇篮边,也可以在庄严的凯旋行列中奏响,它所具有的高度的概括力和无限宽广的适应性,显示出这个梦幻主题是永恒

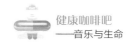

的,也是不朽的,细腻的音乐表情,丰富的和声语言,引人入胜的表现力,使这首短诗充满了诗情画意,令人百听不厌。

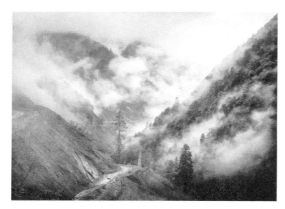

音乐与雾中仙境(陈宏星拍摄)

二、疾病案例

1. 什么是多发伤?

多发伤是指在同一致伤因子作用下,引起身体两处或者两处以上解剖部位或脏器的专创伤,其中至少有一处损伤可危及生命。多发伤不同于多处伤,前者是两个以上的解剖部位或脏器遭受严重创伤,后者是同一部位或脏器有两处以上的损伤。多发伤常见于交通事故、爆炸性事故、矿场事故、高处坠落等,某些患者在平地跌倒也会发生。

2. 多发伤的临床表现是什么?

多发伤的临床特点如下:①伤情变化快、病死率高。多发伤严重影响机体的生理功能,机体处于全面应激状态,其数个部位创伤的相互影响很容易导致伤情迅速恶化,出现严重的病理生理紊乱而危及生命。②伤情严重、休克率高。多发伤伤情严重、伤及多处、损伤范围大、出血多,甚至可直接干扰呼吸和循环系统功能而威胁生命,特别是休克发生率甚高。

3. 多发伤与音乐的关系

(1)音乐对恐惧情绪的积极作用。

在创伤面前会因为创伤、失血、疼痛等各种原因使机体处于全面应激状态,其数个部位创伤的相互影响很容易导致伤情迅速恶化,从而使人感到焦虑、不安、恐惧等情绪不稳定的现象,不利于抢救、治疗和护理。音乐作为一种特殊的艺术语言,能对交感神经产生作用,可以引发患者的共鸣,分散患者的注意力,从而达到干预个人情绪的作用。缓慢优雅的音乐可使患者松弛全身肌肉,让患者感到轻松、愉快;节奏明快的音乐使人精神焕发,疲劳消除;旋律优美的音乐使人产生安定,愉快的心情。可以通过音乐使其身心放松,增加舒适感,并能振奋其精神,强化个体意志力,提高患者应激能力,从而缓解疼痛,促进早日康复。

(2)音乐对消极情绪的辅助治疗作用。

多发伤一旦产生其后果是很严重的,治疗周期也比较

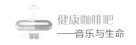
长。在生命得到确保后,康复的过程中患者无论从生理上还是心理上都要付出一定的努力,在治疗过程中,恢复疗效缓慢、预后达不到预期目标等影响因素往往会给人带来负面情绪,甚至失去对生活的自信。在基础治疗护理和心理护理基础上,通过音乐治疗,改善情绪状态,树立战胜疾病的信心。音乐是一种良好的刺激,具有强烈的情感引发作用,对人的情绪作用尤为明显。音乐通过声波有规律的频率变化作用于大脑皮层,并对丘脑下部和边缘系统产生效应,提高皮层神经的兴奋性,活跃和改善情绪状态,消除身心因素所造成的"紧张状态",调节激素分泌、血液循环、胃肠蠕动、新陈代谢等,从而提高应激能力,改变人的情绪体验和身体机能。

（夏怀华）

第三节　音乐与消化道溃疡

一、音乐欣赏推荐

1. 《野玫瑰》

《野玫瑰》作曲家舒伯特(1797—1828),奥地利作曲家,1815 年维也纳冬夜,18 岁的舒伯特刚从学校里练完琴,裹着寒气踏入迷蒙的夜，路经一家杂货铺时，他看到曾经在小学里跟他学习音乐的学生在风中瑟瑟发抖。舒伯特赶紧上前询问，汉斯红着眼眶说要把书和衣服卖了去筹集一些学费，站了这么久还是无人问津。舒伯特十分难过，联想起自己的童年经历心中充满怜惜和同情，将自己存了很久想用来买纸作曲的钱。买下孩子怀中的旧书。汉斯满含热泪扑进老师的怀里，他知道这本旧书根本值不了这么多钱，充满感激。"少年看见红玫瑰，原野上的红玫瑰，多么娇嫩多么美；急急忙忙跑去看，心中暗自赞美，玫瑰、玫瑰，原野上的红玫瑰。少年说我摘你会去，原野上的红玫瑰。玫瑰说我刺痛你，使你永远不忘记，我绝不能答应你！玫瑰、玫瑰，原野上的红玫瑰……"舒伯特激动地吟诵着，突然脑中灵感一显，如同这漫无边际的寒夜划过一道流星，他似乎看到一片玫瑰花海，青涩少年快乐地奔跑其中。一段优美而委婉的旋律突然闪现在他脑海之中，舒伯特急忙奔向家，马上动笔把这段旋律记录下来，成就了一段亘古不衰的世界名曲。许多事情只有经历过，才能明白其中的艰辛，舒伯特把这份感悟化作爱心，这份爱心更激发了他的创作，为我们留下这段美好的乐曲，也聆听了他要表达的灵魂。当他把这份广博的爱撒向全世界，世界在他的音乐中也变得更加美好和灿烂。

2.《小夜曲》

《小夜曲》作曲家舒伯特，早期浪漫主义音乐的代表人

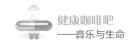
物,也是古典主义音乐的最后一位巨匠。《小夜曲》
(serenade)原为"夜晚"之意,是起源于欧洲中世纪表达爱情
的歌曲体裁,流行于意大利、法国、西班牙等欧洲国家。起初
的《小夜曲》是在黄昏或夜晚时,行吟诗人在恋人的窗边演唱
的缠绵优美、充满爱意的情歌,演唱时常使用曼陀林等弹拨
乐器伴奏。《小夜曲》主歌从旋律轻柔委婉,以此体现内心深
处情感的深切倾诉,营造了青年向心爱的姑娘深情表白的意
境,随着情感的不断升华而改变,曲调的变化把音乐推向第
一次高潮,然后在恳求、希望的情绪中结束。副歌突然改变
了主歌的旋律风格,给人张力突然增加的感觉,情绪比较激
动,将音乐推向全曲的最高音。后一句平稳下行的旋律节奏
逐渐放宽。高潮之后,情绪恢复了平静。尾声中,钢琴伴奏
仿佛爱情的歌声,两者互相交织,在夜色中渐渐远去,最后消
失在微风中。本曲旋律悠扬悦耳,充满着作曲家对幸福生活
的美好憧憬。

3. 《小提琴协奏曲》

《小提琴协奏曲》作于 1878 年,是柴科夫斯基最著名的
作品之一。这首乐曲的特色不但充分发挥了主奏小提琴绚
烂的近代演奏技巧,展开了色彩丰富的管弦乐,造出了比以
往的小提琴协奏曲更新鲜的韵味,而且用他含有俄国民谣的
地方色彩,独特的充满哀愁的优美旋律,构成了格调新颖、独
特的作品。这部小提琴协奏曲是一部欢快、活泼、充满青春

气息的作品，它歌唱青春，歌唱生命，表现了俄罗斯人民的乐观主义精神。这首乐曲当初相当不受世人欢迎，然而历史最终证明这是一首绝无仅有的音乐杰作，在音乐舞台上久演不衰，成为许多著名小提琴家的保留曲目。第一乐章：热情的较快快板，是一个充满幸福，又荡漾着忧愁的优美旋律。第二乐章：行板，这是一个抒情的而且富有门德尔松韵味的极其醇美的乐章。独奏小提琴又恢复了柔丽悦耳的演奏，并且最能体现贵族气息。第三乐章：极快板，此乐章也是世界著名的乐章。由 2 个低沉的定音鼓敞开神秘面纱，小提琴乘虚而入，再一次开始华丽的演奏。

4. 《恰空舞曲》

《恰空舞曲》作曲家约翰·塞巴斯蒂安·巴赫被誉为"西方音乐之父"。《恰空舞曲》是世上小提琴复调作品中的一首经典著作。近代小提琴家都十分喜爱这支乐曲，经常作为一首独奏曲单独予以演出，有些人甚至将它改编为各种乐器的独奏曲，因此，此曲流传天下，经久不衰，成为世界小提琴文献中的一件珍品。舞曲有着宫庭贵族气质，带有一种高傲的贵气，有着很强的眷恋的感觉，很美，就象是两个相爱的人的一次难舍难分的离别，演绎着"相见时难别亦难"情境，乐曲略带忧郁和神秘低音区与高音区的起伏变幻，像静静立在海边礁石上，对着浩瀚的包容一切的大海诉说着悠悠无尽的心事。让人遐思翩翩，能够忆起如梦如烟的往事。

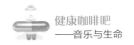
5. 《蓝色多瑙河》

《蓝色多瑙河》是奥地利著名的作曲家、指挥家、小提琴家、施特劳斯家族的杰出代表小约翰·施特劳斯的作品,被世人誉为"圆舞曲之王"。序奏开始时,好似黎明的曙光拨开河面上的薄雾,唤醒了沉睡大地,多瑙河的水波在轻柔地翻动。在这背景的衬托下,乐曲连贯优美,高音活泼轻盈,它象征着黎明的到来。第一小圆舞曲描写了在多瑙河畔,陶醉在大自然中的人们翩翩起舞时的情景。主题抒情明朗的旋律、轻松活泼的节奏,以及和主旋律相应的顿音,充满了欢快的情绪,使人感到春天的气息已经来到多瑙河;主题轻松、明快,仿佛是对春天的多瑙河的赞美。第二小圆舞曲第一部分旋律跳跃、起伏,层层推进,情绪爽朗、活泼,给人以朝气蓬勃的感觉;突然乐曲转为降 B 大调,显得优美委婉,描写了南阿尔卑斯山下的小姑娘们,穿着鹅绒舞裙在欢快地跳舞,富于变化的色彩显得格外动人。第三小圆舞曲属歌唱性旋律,有优美典雅、端庄稳重的特点;第四小圆舞曲强调舞蹈节奏,情绪热烈奔放。琶音上行的旋律美妙,春意盎然,沁人心脾。第五小圆舞曲旋律起伏回荡,柔美而又温情;主题 B 则是一段炽热而欢腾的音乐,形成了全曲的高潮,起伏、波浪式的旋律使人联想到在多瑙河上无忧无虑地荡舟时的情景。

6. 《金翅雀》

《金翅雀》是维瓦尔第(Vivaldi)的长笛协奏曲作品。是一部非常讨人喜爱的乐曲。作品中充分挖掘了长笛的潜能，以长笛的声音形象地模仿了金翅雀的清越啼鸣。金翅雀是一种可爱的小鸟，身被黄橄榄绿羽毛，粉红色的小嘴，其状极其可爱。每当它迎着阳光飞行鼓翅时，翼端便发出黄色的光泽，就像是一个小精灵。协奏曲的首尾两个乐章都是快板速度，音乐清新、活泼、可爱，长笛演奏出的轻盈而婉转的乐音，让人不由得想到叽叽喳喳的鸟儿。而中间的广板乐章，则是一首异常迷人的西西里风格舞曲，这种舞曲通常带有田园情趣，音乐听来似乎是金翅雀在田野间低吟轻唱。

二、 疾病案例

1. 什么是应激性溃疡？

应激性溃疡泛指休克、创伤、手术后和严重全身性感染时发生的急性胃炎，多伴有出血症状，是一种急性胃黏膜病变。应激性溃疡的发病率近年来有增高的趋势，主要原因是由于重症监护的加强，生命器官的有效支持，以及抗感染药物的更新，增加了发生应激性溃疡的机会。

2. 应激性溃疡有哪些表现？

临床上本病不严重时无上腹痛和其他胃部症状，常被忽视，明显的症状是呕血和排柏油样便，大出血可导致休克，反复出血可导致贫血。胃十二指肠发生穿孔时即有腹部压痛、

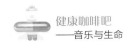
肌紧张等腹膜炎表现。

3. 应激性溃疡与音乐的关系

（1）音乐对缓解压力的影响。

压力是一个人在察觉到或认识到自己正面对着至关重要而又难以应对的环境要求时产生的一种倾向于通过各式各样的心理和生理反应而表现出来的心身紧张状态。适度的压力对人有好处，过度则会损害机体健康运转。长期的压力可直接或间接引起头疼、失眠、卒中、消化不良、肥胖、慢性疲劳、心血管疾病、糖尿病等躯体上的疾病，甚至导致应激性溃疡的发生。是不是所有的音乐都有减压放松的效果呢？显然，答案是否定的。虽然音乐有减压放松的作用，但并非所有的音乐都有效果。那么，什么样的音乐能使人放松？从减压效果来看，慢板音乐和沉默都使脉搏、焦虑状态显著降低，而且大调音乐会使唾液皮质醇浓度明显降低，听古典音乐（或自我选择的放松的音乐）有更多的放松及更低水平的生理唤醒，从而减低心理压力。

（2）音乐对胃肠功能的作用。

从现代医学角度来看，美妙的音乐对人是一种良性刺激，使人体产生和谐的共振，并对整个中枢神经系统产生作用，从而对呼吸、循环、消化、泌尿、内分泌系统起到调节作用。不仅能够促进血液循环，还能增加胃肠蠕动和消化腺体分泌，有利于新陈代谢。音乐养身古已有之，或振奋，或安静,或细水长流,或热情似火,它能够放松身体细胞,促进肠胃功能。早餐前,你可以听一首激昂的曲子;午餐时,可以听舒缓、让人心胸开阔的音乐;晚餐,就来一首轻松的轻音乐吧。音乐能够使人胃口大开,消化好,达到很好的养胃效果。

(夏怀华)

第十五章　音乐与口腔疾病

宋亮,博士,复旦大学附属上海市第五人民医院口腔科副主任医师,复旦大学副教授,硕士研究生导师,美国宾夕法尼亚大学访问学者,上海市十佳科普使者。擅长单牙、多牙、全口牙缺失的口腔种植治疗。

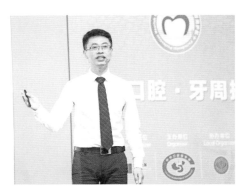

宋亮参加"爱牙日"科普大赛现场

一、音乐推荐欣赏

根据音乐心理治疗的理论并结合牙科患者的特点,我们最好选择听"清、微、淡、远"等音频特征的曲目。好的音乐使人轻松愉快、大脑及神经功能得到改善,能使人精神焕发,消除疲劳。在口腔诊断的过程中最适合听中音调的曲目。既要感受到音乐的优美节奏、旋律,但又不能喧宾夺主。就音乐的声音而言,音乐要讲究音量的大小,分为高、中、低。高音代表呐喊、活力,听了令人兴奋、激动;低音代表低沉、压制,听了令人沉重压抑;而中音代表松弛、舒畅,听了令人平静、安逸。研究表明,不同的音乐类型,对脑部血液循环的影响是不同的,有的音乐会增加脑部的血量,使血液活动顺畅;有的相反,会降低血液循环的速度,缓和外界的刺激。因此,背景音乐的选择应该是个性化的,不应该千篇一律,应根据音乐心理治疗理论并结合医院的具体情况,选择最佳播放内容。例如:

(1) Dj Okawar 的 *Luv Letter*:钢琴和电子鼓的结合,开始很缓和,接着节奏开始有跳跃感,中间那段的转折,慢慢的升华,非常美妙的感觉。·

(2) 澤野弘之 & 河野伸的 *Dear My Home Town*:真正的音乐,是发自内心、充满诚意的。澤野的成名作是电视剧《医龙》系列配乐,非常不错的医疗剧,大家有空可以看看!

(3) S. E. N. S. A 的 *phrodite* Aphrodite:的主旋律,很经典,在很多曲子中都会很耳熟,会有些相似的调子,比如后来的《雏菊》的前奏、*For The Love Of A Princess* 的前奏。

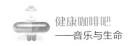

（4）Late Night Alumni 的 *Epilogue*：时间在彼此的世界里停停走走，抑或浅声低唱，给人空灵迷幻之感。

（5）Kevin Kern 的 *Once in the Long Ago*：简单的音符，在钢琴中化为点点滴滴的流水轻轻敲打在心头。清凉的气息环绕四周。琴声在静谧中激起涟漪，轻柔的滑过指间，漫过心间，感觉如细雨般朦胧和清凉。

（6）王雁盟的专辑《玛奇朵飘浮》：曲子的开头浪漫轻盈，布满了城市中想象的趣味、诙谐、梦想，以及发呆似的神游，就像喝着一杯玛奇朵，先尝奶泡的甜凉，然而终究得尝咖啡的酸苦。

随着人类社会进步，食物结构日益精细等一系列原因，各种口腔科问题接踵而至，成为困扰现代人健康生活的一个重要问题。而由于口腔治疗需长时间张口、疼痛感强等原因，一些患者对口腔治疗"谈虎色变"。多数有口腔疾病的患者，都对口腔治疗有畏惧心理，有报道认为，在牙科患者中，有 80% 以上的对牙科治疗怀有不同程度的紧张和害怕心理。据美国权威杂志《牙髓病学》报道，约 50% 的患者因对牙科治疗的恐惧而延迟了治疗，在国内这一现象更为普遍。

面对此种情况，音乐治疗被引入了口腔治疗的过程。此前大量的研究也表明，良好的治疗环境能缓解患者的紧张情绪，比如在医院诊室播放柔和的背景音乐，可以愉悦人们的心情，有利于调节患者情绪，以减少因等待、忧虑和恐惧等引起的一系列病理生理和心理变化,有利于营造良好的工作和治疗环境,使其更好地配合治疗,大大提高诊疗的效率。

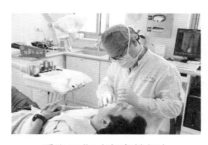
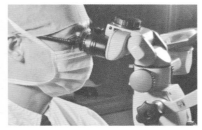

悉心工作（宋亮拍摄）　　　显微镜下的牙齿治疗（宋亮拍摄）

二、 疾病案例

1. 牙科焦虑症治疗

对于牙科诊疗而言,焦虑为一项重点内容,牙科焦虑症(dental anxiety,DA),表现为交感神经机能亢进的体征,如烦躁不安、心悸、出汗甚至面色苍白、血压增高等。很多有口腔疾病的患者,都对于口腔医治有恐惧心理。因为恐惧,他们宁可忍耐牙痛、口腔发炎以至牙周脓包也不愿去看牙医。随着医术形式的改变和医疗环境的好转,众人对于无痛舒适和高品质的口腔科医疗的需要越来越强烈。所以,对于有口腔疾病的患者,我们要关注患者的焦虑情绪和疼痛感的缓解,音乐疗法为一种有效的辅助治疗模式。

拔牙是引起患者牙科焦虑的一个主因。拔牙是口腔颌面外科最基本的手术,75%的拔牙患者都有不同程度的疑虑和紧张,牙科焦虑可使心血管病患者拔牙时心率加快、血压升高,降低手术安全系数,恶化医患关系,降低诊治质量,导致不良的外延效应。既往,医护人员为拔牙焦虑的患者实施多种干预,包括音乐疗法、信息疗法、穴位按压止痛法和深吸静息放松训练,取得了良好的效果。尤其是在音乐疗法治疗时,焦虑比率、脉搏率、氧消耗量,均明显下降,证实音乐分心疗法能有效降低患者的焦虑水平。

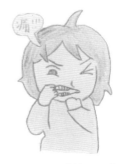

手绘-牙疼(宋亮绘画)

2. 团体音乐治疗口腔癌

口腔癌是老年患者最常见的口腔疾病之一,65~74岁老年人恶性肿瘤检出率为30/10万人。大多数老年人因知识更新差,观念陈旧,认为得了癌症就是绝症,怕拖累家人,不愿与人交流,对治疗产生消极、焦虑心理;而且口腔颌面部解剖结构复杂,发生于该区域的肿瘤累及范围广,治疗方法复杂,不良反应大,严重影响机体的基本生理功能,降低老年患者的生活质量,更增加了老年患者的心理负担,进而导致睡眠障碍、人际敏感和强迫症状,甚至产生精神病性症状,给患者带来巨大的痛苦,严重影响治疗效果,因此做好老年口腔癌患者的心理干预一直是临床工作中的难点、重点。

团体音乐心理辅导是一个多向沟通过程，包括患者与治疗师之间、护患之间、病患之间的沟通，区别于护患之间单纯的心理干预，这种治疗方法更为开放，但要求患者对其他参与人员的充分信任。通过预备会谈，成员之间首先建立基本的信任关系；通过渐进性肌肉放松，使患者达到肢体放松和心理专注的状态，营造轻松的治疗氛围；通过团体演唱演奏，让患者主动参与到音乐创作中，演奏演唱自己喜欢的歌曲，增加人际互动反应能力，打破心灵壁垒，向他人敞开心扉；通过团体分享，帮助老年患者主动表达自己的感受，充分释放术前的不良情绪和心理顾虑，缓解心理压力；通过心理疏导，由护士针对患者的不良情绪及顾虑提供准确的医疗信息，帮助患者建立关于疾病和健康的正确认知，给出减轻焦虑、提高自信及改善睡眠的策略。结果显示，团体音乐心理辅导后，患者的不良情绪得到宣泄，对自己对疾病的非理性认知有了正确的认识，心理压力缓解，焦虑评分下降，睡眠质量得到改善。

团体音乐治疗模式中，音乐被予以社会和交流的功能，引发患者对团体音乐活动的归属感和成就感。活动环境温馨，治疗团队人性化，患者对主持活动的护士和音乐治疗师的信任程度高，每次团体活动老人们充满好奇与喜悦，活动后心情愉悦，对手术预后和康复带来积极的影响。团体音乐

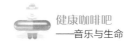

心理辅导是一个让患者主动参与的过程，是一种良性刺激，可作为一种非药物性、非创伤性辅助干预措施来改善患者的焦虑情绪和睡眠质量，以提高临床治疗效果。

3. 音乐与牙齿矫正

牙齿畸形（tooth deformity）是指由于遗传因素或获得性因素等导致的口腔、颌面部牙齿排列不齐。常见表现有牙列拥挤、上牙前突、下颌前突及嘴巴歪偏等。一般可以通过正畸方法或外科手术等方式治疗。但是对于正畸的患者来说，这个过程是带有恐惧和害怕的心理的。正因为如此，一些医院将音乐疗法引入正畸的治疗过程中去。在正畸治疗过程中，优雅的背景音乐可以调节人的呼吸节律、血液循环、内分泌系统等生理功能，稳定心率、血压，产生一定的镇静作用，减少患者对正畸诊疗产生的不良反应，从而能够提高治疗的效率。而且正畸治疗操作过程中需患者很好地配合才能完成治疗。因为正畸操作时间相对较长，患者必须较长时间地张口配合治疗，有的患者无法接受，有的患者难以坚持，也有患者有畏惧心理。背景音乐能够创造一个舒适温馨的诊疗环境，有效地保障患者顺利地配合医生完成治疗，在正畸诊疗过程中取得良好的效果，因而值得推广。如同雷蒙巴尔所说："半小时的音乐，效用相当于服 10 mg 镇静剂。"患者来到口腔正畸诊室，在诊疗过程中他们耳闻目睹的一切不良刺激都会让患者产生恐惧心理而惧怕治疗，每次来到正畸诊室里,欣赏柔美的背景音乐后,噪声对患者所致的不良反应减少了,对疼痛的注意力被分散了,患者缓解了紧张的情绪,从而使整个正畸操作在轻松的氛围内进行。

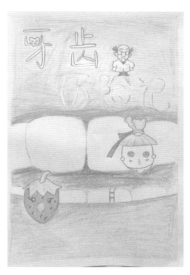

手绘-牙齿历险记（宋亮绘画）

4. 龋病治疗

20 世纪 50 年代,发达国家的龋患率为 90％,发展中国家仅为 20％,如今,与上述情况几乎相反:发达国家的龋患率降到约 20％,而发展中国家则在上升,有的甚至达到 90％以上。龋齿俗称"虫牙"或"蛀牙",因牙痛嚼不了较硬的食物,特别是坚果类食品或猪排类的硬东西,而只能吃那些较为柔软的,这是引起偏食、造成消化不良的原因之一。龋齿

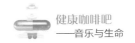

还会对个人生活造成严重影响。因龋齿而造成的口腔黏膜和唾液的抵抗力下降，就很容易诱发口腔炎症、化脓性扁桃体炎，得了扁桃体炎又很容易诱发溶血性链球菌感染症，化脓性淋巴结炎。并且，龋齿还会造成牙龈的发炎，从而引起淋巴发炎。由虫牙引起的炎症，可成为感染源，因而诱发风湿热、心肌炎、肾炎等全身性疾病。但是龋齿的治疗过程对于患者来说也是比较痛苦的，音乐疗法的引进很好地改善了这种状况。通过实验发现，在龋病治疗过程这种播放放松音乐、愉悦音乐有助于缓解儿童患者的牙痛和焦虑，提高患者的配合度和满意度。通过音乐治疗，自评量表和行为评定量表的分值明显降低，病患的配合程度和满意度提高，从而佐证了音乐干预治疗有助于缓解儿童患者的牙痛和焦虑。

5. 牙髓炎治疗

急性牙髓炎是口腔门、急诊的常见病之一，主要表现为自发痛、夜间痛、放射痛和冷热刺激疼痛加重，且疼痛剧烈，患者无法忍受。牙髓炎治疗过程中，开髓时涡轮机发出的震动及噪声会引起患者的焦虑和疼痛。学者研究表明，牙髓炎治疗过程中播放一定的背景音乐，可以缓解治疗过程中的不适感。聆听音乐能有效地屏蔽开髓时机器发出的令患者感到紧张或是恐惧的声音，使患者集中于音乐的意境中，从而减轻患者因紧张和焦虑而引起的躯体症状。因为急性牙髓炎患牙根管治疗的前期以打开髓腔释放压力、摘除牙髓及清洁根管为主,是急性牙髓炎疼痛缓解的关键步骤,患者感知的疼痛主要集中在此阶段。音乐辅助控制疼痛的可能原因是:①精神和身体因素同样影响对痛觉的感知,这两个方面都很重要,需要共同加强,所以在根管治疗中辅以音乐疗法可以从精神方面控制疼痛;②音乐作为有竞争力的积极刺激物可减少对疼痛或根管治疗过程中不适感的注意。③音乐作为集中或分散注意力的刺激物。医师在根管治疗前期指导和鼓励患者将注意力集中于音乐并跟随音乐,可使患者在自己的疼痛控制中担任更积极的角色。单一音乐不会对所有急性牙髓炎患者都起到吸引注意力的作用,音乐可以分散患者对刺激源的注意力,可以与认知疼痛控制法结合减轻疼痛感受。最后事实也证明,通过音乐治疗,唾液皮质醇、刺激唾液流、血压、心率、氧饱和度以及体温的各项指标明显下降,从而证实音乐治疗可以有效地控制开髓时的焦虑和疼痛。

6. 灼口综合征的治疗

口腔黏膜科的疾病种类多样,但很多疾病病因不明,如口腔扁平苔藓、阿弗他溃疡、灼口综合征(buring mouth syndrome, BMS)等,这些疾病多被认为与精神因素有关。临床上,很多患者当压力增加时,口腔溃疡症状加剧,频率加快;而生活节奏放缓后,症状相应缓解,溃疡复发周期延长。音乐具有放松心情,转移注意力,舒缓紧张情绪的作用,在高

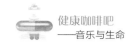
压力下的工作生活中,经常听听轻音乐,让自己的压力缓解,不仅有助于更好地工作,而且对口腔黏膜的多种疾病具有预防和缓解作用。比如,灼口综合征表现为舌部有烧灼感、刺痛感,舌感觉异常及口腔黏膜异常,易发生慢性疼痛。有学者研究表明对 BMS 患者进行认知治疗(包含音乐疗法)时,有一定程度的临床辅助价值,能有效缓解患者疼痛感,与常规药物治疗相比较,其差异无统计学意义,但远期效果尚待进一步的追踪观察。

7. 牙周病治疗

牙周病是指发生在牙齿支持组织的慢性炎症性疾病,菌斑微生物目前被认为是牙周病的始动因素。Pennisisi 研究表明,菌斑微生物粘附在牙齿表面后与宿主的免疫反应是造成牙周组织病变的主要原因。牙菌斑是一种细菌性生物膜,从牙齿表面去除后还会不断重新形成。因此,清除牙菌斑是治疗牙周病最基本有效的措施。洁治术是用机械或物理方式除掉牙菌斑、牙石是牙周基础治疗的主要内容。但洁治过程中所产生的牙齿酸痛、张口疲劳、仪器噪声等缺点,使患者产生疼痛、焦虑等负面情绪,发生牙科焦虑症,对牙周洁治产生一定的抵触和不接受情绪,影响了洁治术的应用。

因此,一部分学者将音乐治疗放在对音乐牙刷的研发上。经他们的研究证实:使用音乐牙刷后,两组患儿在改善牙龈出血、去除菌斑等方面都有明显的临床效果,相比较而言,音乐牙刷在短期内所有的临床参数均减少,具有统计学意义,从而证实音乐牙刷是一种速效的控制牙龈炎症的治疗方式。

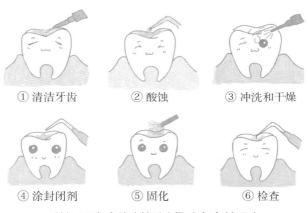

① 清洁牙齿　　② 酸蚀　　③ 冲洗和干燥

④ 涂封闭剂　　⑤ 固化　　⑥ 检查

手绘-牙齿窝沟封闭过程(宋亮绘画)

8. 磨牙症

磨牙症是指人在睡眠或醒着时无意识的上下牙齿彼此磨动或紧咬的行为。因其多发生在夜间睡眠时,又叫"夜磨牙"。磨牙症与心理因素、血压波动等有关。陈才香等专家将 68 例磨牙症患者随机分为治疗组和对照组。治疗组采用头颈部穴位按压和音乐治疗,配合去除因素和心理辅导治疗,对照组只采用去除因素和心理辅导治疗,观察 3 个月和6 个月后的治疗有效率。结果显示:穴位按压和音乐聆听结合去除因素和心理辅导治疗对成人磨牙症患者有良好的疗效。该研究提示:中医学的穴位按摩和音乐疗法磨牙症患

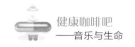

者也有一定的作用。Lang 等在磨牙症患者治疗的系统性回顾研究中也发现：心理学和行为学方法对磨牙症的治疗可以起到积极的作用。

9. 牙种植

口腔种植技术是在人体牙龈组织中进行的一种外科植入手术，是迅速发展的一门新兴技术，能改善牙齿的功能状况，美观外形，弥补牙齿缺陷，增加患者的自信心。但对手术的恐惧与担忧是患者普遍存在的心理问题，患者围手术期普遍存在焦虑，抑郁等负性情绪。对于牙种植患者，既往的创伤或拔牙等经历常对其造成一定程度的心理创伤。因此，心理治疗有着重要的作用。现代口腔种植修复技术的兴起是社会的进步，也是患者的幸运。当前手术大多是在局麻下进行，患者的心理负担在整个围手术期持续发酵，局麻手术常发生患者躁动和疼痛感导致手术中断和手术台面被污染的状况。安抚患者的情绪，降低其不适感是促进手术顺利进行的保障，音乐疗法有效缓解以上问题，方法简单，易被患者接受。并且在治疗和护理的过程中，也需要耐心地与患者沟通，使患者了解其内容和过程，同时通过音乐疗法进行安抚，双管齐下，从而减轻或消除患者的焦虑心理。

三、 口腔音乐与中国文化的结合

以产儿的诊疗护理为例，早期的经口喂养对于早产儿生长发育具有重要意义,合理的喂养不仅不会增加坏死性小肠炎风险,反而利于促进早产儿生长发育。临床上,常配合口腔按摩干预以利于提升早产儿的吸吮能力,提升喂养的质量。从生理病理学的角度来看,导致早产儿早期喂养质量不佳的原因是早产儿胃肠功能较差、应激水平相对较高,呼吸、循环、胃肠道功能未能快速的适应出生的后的环境,出现缺氧缺血、代谢紊乱等表现。大量研究显示,喂养不耐受的对象,出现呼吸暂停、低氧血症等并发症发生风险显著上升,这些疾病相互之间存在因果关系,反映了新生儿的整体生命健康状况。中医学研究认为人体是一个统一的有机整体,同时也推崇"天人合一""乐与人和"的理想境界,并由此衍生了中医学五行音乐疗法。五行音乐治疗指的是徵乐、宫乐、羽乐、商乐及角乐分别与心、脾、肾、肺、肝五脏相关联,通过音乐声对人体经络穴位进行干预,可有效促进胎便排出,缓解胃肠道症状,从而改善喂养的质量。《黄帝内经》记载,五行(木、火、土、金、水)生五音(角、徵、宫、商、羽),彼此相对应,角属木音,通于肝;徵属火音,通于心;宫属土音,通于脾;商属金音,通于肺;羽属水音,通于肾,由此体现了人体与五行、五音之间的有机联系,也是五音治疗原理的精髓。

　　五行音乐有助于帮助减轻新生儿的不适感受,提升吸吮的能力、意愿。通过改善经口喂养的质量,有助于帮助更快、

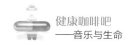
更好地恢复出生体重,减少静脉营养的需求。研究中,相较于对照组,观察组恢复出生体重时间缩短了1周左右,反映了经口喂养对于促进早产儿发育意义。口腔运动干预结合五行音乐有助于提升早产儿经口喂养质量,提升喂养次数,帮助及早恢复体重,降低新生儿疾病发生风险。

四、 口腔病音乐治疗现状

目前,音乐治疗发展得如此缓慢,在其理论研究和临床应用方面还有许多不足以及存在的问题。总的来说,有以下三个方面:

1. 关于口腔治疗基础理论的研究相对薄弱

目前,已经出版的关于口腔病音乐治疗的书籍和已发表的文章,大多数都是在临床用的介绍,包括临场的技术、各种实验的研究和实际案例的分析,而口腔病与音乐治疗的理论研究和学士观点相对就较少。并且,目前音乐治疗应用的理论依据大多是在其他学科实践基础上的理论知识,而口腔病音乐治疗本身的理论则很少出现。没有理论基础的音乐治疗,在其发展过程中会出现各种这样或那样的问题。所以,要想使口腔病音乐治疗得到快速发展,不仅要关注临床应用方面,而且要在理论研究上做出努力。有在理论的基础之上,实践才能更加有效,口腔病音乐治疗在未来才能发挥更加积的作用。

2. 我国口腔病音乐治疗发展时间短，与国外差距较大。

口腔病音乐治疗最早是出现在国外，我国的音乐治疗也只有近 20 年的历史，更不用说口腔病音乐治疗，历史更短。音乐疗法口腔病的作用只停留在比较表层的实验结果的层面上，没有更深的发展，与国外的发展还有较大的差距。因此，加强这方面的研究，也是未来研究专家和牙科医生的努力方向。为口腔病音乐治疗既要奠定时间基础，也要通促进理论研究的发展。

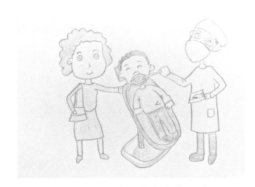

手绘-儿童看牙（宋亮绘画）

3. 缺乏口腔病音乐疗法的深层机制研究

音乐治疗对人的心理作用到底是怎样影响口腔病治疗的效果的，在这一点上很难做出定论。人们仅仅能从现在存在的一些实验效果做出简单性的推测。因此，音

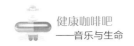

乐治疗对口腔治疗过程中产生的，人们没有办法去解释更深层次的音乐治疗的深层机机是怎样的。然而，只有这一问题得以解决，才能促使音乐治疗理论的发展，才能使音乐治疗发展为更加有效的治疗手段，而不仅仅是一种辅助手段。

4. 牙科人员缺乏音乐治疗专业知识

口腔治疗过程中播放背景音乐，通过对患者心理、生理方面的调节，起一定的缓解紧张、镇痛作用，重视了患者的感受，真正体现了"以患者为中心"的整体医学内涵，而且有利于临床医生诊治过程的顺利进行，但目前此项研究还处于探索阶段，我国医护人员缺少背景音乐方面知识的正规培训，如何针对不同年龄、性别、职业、文化背景、社会经历、民族、性格、音乐爱好等方面进行综合评定来选择背景音乐，以及音乐对人体的生理、心理方面的影响，还需要进一步深入的研究。

五、 口腔病音乐治疗未来发展

在口腔科的治疗中，引进音乐疗法存在较大的意义和价值，其可以多个角度上刺激患者的大脑皮层，促使患者降低对外界的感觉，并且激发患者愉快的情感，帮助患者忘却悲伤的环境。背景音乐所营造温馨的诊疗环境能够体现医护人员对患者的人文关怀，有助于平稳患者焦躁的情绪，有利于医患沟通,缩短患者和医务人员之间的心理距离。因此,可以减少医疗纷争的发生,使医患关系更加和谐、融洽,因而非常具有发展空间和前景。

（宋　亮）

音乐是一种有规律的声波振动,

音乐具有物理能量,

可以影响人体的许多振动系统,

如心脏跳动、肠胃蠕动。

音乐与人体产生和谐共振后,

会使身体感到和谐与舒适。

从生理作用的角度来说,

音乐活动中枢在大脑右半球。

音乐可调节和改善人体神经信号的传递,

使其变得稳定规律,

激发神经细胞的兴奋度及整个神经系统的活力。

人们喜爱音乐的心情是一种良好的情绪状态,

而良好的情绪状态本身就会影响人的整个循环系统,

避免体内毒素的产生,从而有益于身心健康

音乐疗法在全球广泛得到实践。

它究竟是魔法还是科学。

让我们尝试通过多种知识体系去解释音乐的功效。

父母能够本能通过我们熟悉的发音要素，

例如回音、语速、发声的高低和音色等方式

与婴儿交流

在生命最初几个月中，

声音不仅仅是自我表达和调节关系的方式。

声音具有音乐性，

以声音的各种方式成为生命中的一部分。

摇篮曲、幼儿游戏、工作歌、舞蹈歌曲、节日庆祝、战争时代的音乐，

不同的音乐起着个体符号的作用。

音乐的交流，使人自我愉悦、康复、催眠，

在交往、学习、自我表达中，

音乐与声音、节奏、旋律、和弦，

促进人们的交流、交往、自我表达，

满足身体上、情绪上、心灵上、社会认知上的认可。

音乐与疾病、音乐与治疗，

我们还在不断的探讨过程中，

但音乐疗法的模式在疾病治疗的过程中，

运用音乐的物理特点，

包括对生理疾病、心理疾病，

尝试营造着一种视听环境，

让身体能够"沐浴"在声音的振动中，

被动接受音乐的声音，融入人的身体中，

给予自然之外的力量,帮助治疗疾病。

（散文诗　杨青敏/音乐　罗　姗）

第五篇

音乐与心理

龚晨,复旦大学护理硕士研究生,复旦大学附属中山医院护士,致力于老年慢病护理科研,积极参加复旦大学云南支教活动、复旦大学"梦想辅导员"等志愿活动,曾获复旦大学优秀毕业生、复旦大学研究生一等奖学金、复旦大学优秀共青团员等荣誉。

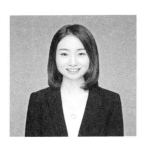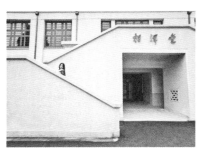

毕业时在相辉堂前留影

　　王光鹏,中南大学湘雅护理学院研究生,致力于老年慢病护理管理和围产期领域研究,作为上海市红十字会志愿者,积极参加进口博览会、社区健康咨询等志愿活动。

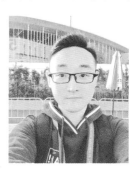

作为志愿者第一届进口博览会

第十六章 音乐与焦虑症

一、 音乐欣赏推荐

1. 《纪念曲》

《纪念曲》这首小提琴独奏曲作于 1904 年,相传是某日德尔德拉因为访问友人,乘电车到维也纳郊区去,恰巧经过舒伯特之墓。他见了这位生前并无名气的歌曲之王之墓,在脑海中油然浮起了乐思,急于记载下来,写在电车票上。到

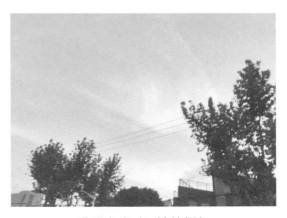

黎明之光(王婷拍摄)

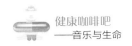
了友人家中立即在钢琴上细心研究，完成了全曲。这首曲子追忆怀念之情尤深，大都理解为美女深情的回忆，或是幸福美好的纪念。作曲家未给予确切的说明，这就留给欣赏者来领悟吧。全曲由三部分组成，曲调鲜明简练，余音绕梁不绝。尤其是那优美柔丽的音色，也使听众引起深切的怀想。

2. 《圣母颂》

《圣母颂》由德国小提琴家维尔海姆根据舒伯特同名的歌曲编成的小提琴独奏曲。在古典作品中，作曲家往往把最美好、最完善，最能给人以崇高意境的圣母形象化作庄重的乐思中，表现出自始至终的质朴高贵。曲调展现在人们面前的仿佛就是达芬奇的圣母肖像画。那曲调句句层次清楚，深邃而通畅，情感浓重，格律严谨，以虔诚和真挚深深感动人心。起始在 G 弦上浑厚多姿的歌唱，感人至深。当用八度双音演奏时，钢琴伴奏使用了大幅度波浪进行的琶音。在乐曲高潮中，涌现出圣洁的色彩。全曲在异常宁静中渐渐消失。

3. 《门德尔松 E 小调协奏曲》

德国作曲家门德尔松为出身名门贵族的典雅绅士。这首小提琴协奏曲是世界上登台演奏最多的协奏曲，一个多世纪以来久奏不衰。它有着高贵温柔的小调色彩，第二乐章是一副怡人的音诗音画。钢琴伴奏好似荡漾的水波。小提琴正如无歌词的船歌，弓弦之间缓缓倾注出柔丽抒情的旋律，显示出小提琴的纯洁、银色而崇高。曲调在进入复调后，其双音技巧得以充分展现，宛如两把小提琴合奏。这是小提琴协奏曲中最迷人的柔板乐章。

4. 《蓝色多瑙河圆舞曲》

《蓝色多瑙河圆舞曲》为奥地利作曲家小约翰·施特劳斯最富盛名的圆舞曲作品。被誉为"奥地利第二国歌"。由小序曲、五段小圆舞曲及一个较长大的尾声（部分再现前面主要的音乐主题）连续演奏而成。乐曲以典型的三拍子圆舞曲节奏贯穿，音乐主题优美动听，节奏明快而富于弹性，体现出华丽、高雅的格调。

5. 《沉思》

《沉思》这是法国作曲家马斯涅为歌剧泰安司所作的幕间曲。女主角 Thais 在沉沦的深渊中，渴望憧憬着清明湛蓝的天空。作为一首小提琴冥想曲，在表现深挚悠远的情思，在宁静起伏的旋律中，其典雅耐人寻味。

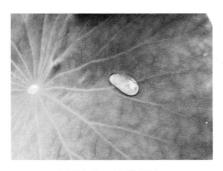

清澈（王婷拍摄）

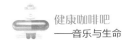
6. 《梁祝》

《梁祝》小提琴协奏曲是陈钢与何占豪就读于上海音乐学院时的作品,作于 1958 年冬,翌年 5 月首演于上海获得好评,首演由俞丽拿担任小提琴独奏。题材是家喻户晓的民间故事,以越剧中的曲调为素材,综合采用交响乐与我国民间戏曲音乐表现手法,依照剧情发展精心构思布局,采用奏鸣曲式结构,在轻柔的背景下传出优美的印子音乐,如湖水随着威微风荡起层层涟漪。

二、 疾病简介

1. 什么是焦虑症?

焦虑症(anxiety),又称为焦虑性神经症,是神经症这一大类疾病中最常见的一种,以焦虑情绪体验为主要特征。可分为慢性焦虑(即广泛性焦虑)和急性焦虑(即惊恐发作)两种形式。

2. 焦虑症的临床表现有哪些?

焦虑症主要表现为:无明确客观对象的紧张担心,坐立不安,还有自主神经功能失调症状,如心悸、手抖、出汗、尿频及运动性不安等。注意区分正常的焦虑情绪,如焦虑严重程度与客观事实或处境明显不符,或持续时间过长,则可能为病理性的焦虑。

三、 音乐与焦虑症的关系

1. 音乐对焦虑症的积极作用

音乐可以积极影响控制焦虑和压力的大脑区域,音乐疗法能够显著降低焦虑水平。音乐疗法如此有效的一个主要原因是音乐可以将你的注意力从压力或不舒服的事件转移到愉快和舒缓的事物上。通过这种方式,它可以分散注意力。但音乐疗法不仅仅是这样;音乐可以通过多种途径帮助减轻压力和焦虑。它会影响生理因素,如心率和激素水平,调节神经系统,并产生心理影响。音乐治疗师针对个人的特殊情况设计音乐治疗焦虑症的方式,利用各类音乐活动如歌咏、乐器弹奏、节奏训练、音乐游戏及音乐聆听等,配合心理学的运用来帮助有需要的人士。

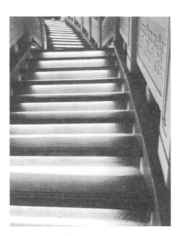

路(王婷拍摄)

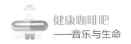

2. 音乐与焦虑症的消极作用

音乐在生活中某些功能会走样,尤其是音乐被当作生活的技能、反复地听某些音乐,而把音乐机械化,都使音乐变得不再美妙,甚至因为学习音乐或使用音乐导致身心的许多疾病,我们应该称之为音乐焦虑症,或"音乐身心症候群"吧!音乐会成为一个人半夜的噩梦,就像贝多芬小时候被望子成龙的父亲在半夜叫醒练琴,失意而又酒醉的父亲经常会在不满意他的音乐时对他出气,好在贝多芬有坚韧不拔的意志,不但以音乐成就了自己的事业,还流传下因这童年的惨痛经验而激发人生毅力所化成的纯熟的音乐技巧和篇章。

(龚　晨)

第十七章 音乐与抑郁症

一、 音乐欣赏推荐

1. Dreamcatcher

Dreamcatcher 是由班得瑞（Bandari）乐团演奏的一首乐曲。收录于金革唱片（JINGO）公司 2001 年 3 月 1 日发行的专辑《梦花园》(*Garden of Dreams*)中。这是一首纯音乐。由钢琴先发出场，为这场梦境铺路，一阵微风般的风铃声划过，荡气回肠的弦乐演奏，便精彩展开了。最后终止前，还是由钢琴代表隐退，然而即使是在梦醒后，梦中的美好依然在记忆中萦绕。

2. 《雪之梦》

《雪之梦》(*Snowdreams*)（又译作《雪的梦幻》)是班得瑞的一首曲子，存在于《春野》与《莱茵河波影》专辑中。它清新自然，富于变幻。这也是班得瑞的所有作品的共性。《雪之梦》是美妙的。有节奏的钢琴的敲打声便是它动听的前奏，在用管乐器重复一次主题之后，进入钢琴演奏的插部。之后

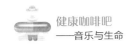

又回到主题,再进入另一个钢琴插部。然后提高两调再次回到主题。最后的结尾,与过门相似,回应开头。这是一首回旋式(ABACA)曲式结构的音乐。

3. 《G 弦上的咏叹调》(Aria Sul G)

《G 弦上的咏叹调》(Aria Sul G),又名为《G 弦之歌》,此曲为巴赫(Johann Sebastian Bach)《第三号管弦乐组曲》的第二乐章主题,充满诗意的旋律美,使此曲成为脍炙人口的通俗名曲。是巴赫代表作品之一。巴哈的 G 弦之歌这是一首很动听,很有感染力的音乐。每一次听着这首曲子,都会令我想起那个充满寓意的故事。

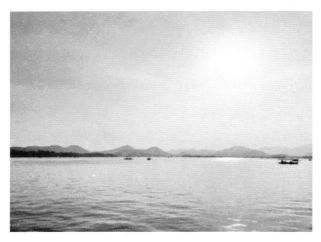

西湖映像(王婷拍摄)

二、 疾病简介

1. 什么是抑郁症？

抑郁症（depression）又称抑郁障碍，以显著而持久的心境低落为主要临床特征，是心境障碍的主要类型。

2. 抑郁症的临床表现有哪些？

心境低落：轻者闷闷不乐、无愉快感、兴趣减退，重者痛不欲生、悲观绝望、度日如年、生不如死，并在此基础上出现自我评价降低，产生无用感、无望感、无助感和无价值感，常伴有自责自罪，严重者出现罪恶妄想和疑病妄想，部分患者可出现幻觉。

思维迟缓：思维联想速度缓慢，反应迟钝，思路闭塞，可表现为主动言语减少，语速明显减慢，声音低沉，对答困难，严重者交流无法顺利进行。

意志活动减退：表现为行为缓慢，生活被动、疏懒，不想做事，不愿和周围人接触交往，常独坐一旁，或整日卧床，闭门独居、疏远亲友、回避社交，严重时不顾生理需要和个人卫生。

三、 音乐与抑郁症的关系

1. 音乐对抑郁症的积极作用

2 500 年前，古代的希腊数学家、哲学家毕达哥拉斯（Pythagoras，572－497）就宣称"音乐具有治愈人的精神错乱的作用"。进入现代社会，音乐具有医学作用的观点也被

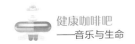

科学所证实了。倾听具有疗伤效果的音乐,可以起到补充心理能量、改善抑郁状态的效果。在日常生活中,听着喜欢的音乐,心绪就会平静下来,也可以起到转换不良心情的作用。另外,与情投意合的朋友一起"嗨歌",还会获得连带感和充足感。将这样的音乐用来疗伤、提振精神、维持和恢复健康状态的做法,我们称之为"音乐疗法"。而且有许多的医疗机构都将音乐疗法列入了治疗的手段。例如,于精神病患者就采用娱乐性的练习发声训练,对于抑郁症和精神状态不佳的患者也可采用音乐疗法,对于重度心智障碍的儿童也采取音乐疗法以促进他们的身心发育,并且都获得了很好的效果。许多取自自然界具有放松身心状态的自然音乐和环境背景音乐,可以极大地刺激延髓和大脑的神经系统,对机体的生理功能产生良好的影响。

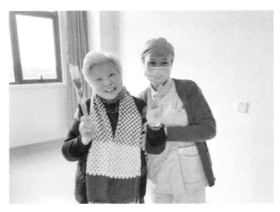

祝福(严翠丽拍摄)

2. 音乐与抑郁症的消极作用

"音乐人"大都有着一颗敏感、深刻的心,对于敏感的人来说,有更为丰富的感受,感受到的东西更多,创造出感情丰富的作品,但同时也增加了对痛苦的体验,很多优秀的音乐人都曾患有过抑郁症,有的甚至结束了自己的生命。

（龚 晨）

第十八章 音乐与躁狂症

一、音乐欣赏推荐

1. 《春天里》

《怒放的生命》是汪峰演唱的一首歌曲，由汪峰作词，汪峰作曲，收录在汪峰 2005 年发行的同名专辑《怒放的生命》中。《怒放的生命》创作于 2005 年的 5 月份，在 9 月又进行

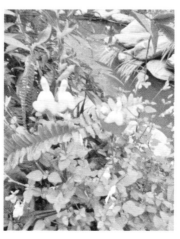

绽放（王光鹏拍摄）

了完善,是继《飞得更高》之后又一首激昂高亢、振聋发聩的乐坛强音,听觉上有足够的热情和足够的力量,汪峰希望能"真正进入到让生命怒放的、非常快乐的境界",因为这种快乐无法用语言形容,这也是他想拿出来跟大家分享的生活态度。

2. 《童年》

《童年》是收录在班得瑞 20 周年精选集(Bandari 20th Anniversary Collection)里的一首乐曲,原为收录在班得瑞乐团发行的第 6 张专辑《日光海岸》(*Sunny Bay*)中的第 2 首曲子,该曲意境清幽,旋律优美,紧扣心弦,耐人回味,获得"最为乐迷传颂的怀想乐章"这一美称! 童年,英文名为 *childhood memory*,抒发的是作者对童年的回忆。伴着优美的旋律人们仿佛回到了过去,那是无忧无虑、充满自由的时光! 人们沉浸在回忆中,有欢乐、有苦涩、有懵懂、有无知! 不禁让人生出无限的怀恋和感慨!

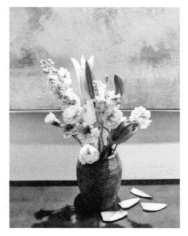

花(王光鹏拍摄)

3. 《初雪》

《初雪》法国短篇小说大师莫泊桑曾藉视觉感动形容雪的声音,班得瑞则用钢琴将之具象在这首曲子里;小调慢版,

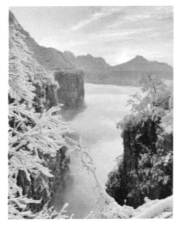

雪（王光鹏拍摄）

令人联想到这场雪下得并不大；因为是入冬后的第一场雪，于是音乐的情绪便愈发显得惆怅。进入副歌后加入朦胧缥缈的弦乐齐奏主旋律，这唯一的副歌安排得恰到好处，刚好使前面伴随雪落下的感伤消融殆尽。中国台湾少有雪景，所以难得见到雪，也会想起很特别的往事吧。

二、 疾病简介

1. 什么是躁狂症？

躁狂症（Mania）在《中国精神疾病分类与诊断标准-第三版》（CCMD－3）中，作为心境（情感）障碍（mood disorders）中的一独立单元，与双相障碍并列。以情感高涨或易激惹为主要临床相，伴随精力旺盛、言语增多、活动增多，严重时伴有幻觉、妄想、紧张症状等精神病性症状。躁狂发作时间需持续1周以上，一般呈发作性病程，每次发作后进入精神状态正常的间歇缓解期，大多数患者有反复发作倾向。

2. 躁狂症的临床表现有哪些？

核心症状：异乎寻常的心情高兴，轻松愉快，无忧无虑，笑容满面，兴高采烈，没有难事（情感高涨），有人表现为一点小事或稍不随意就大发脾气（易激惹），在严重的易激惹情况下可能出现冲动行为。

思维联想加快，言语增多，一句接一句，出口成章，滔滔不绝，内容丰富，诙谐幽默（思维奔逸），患者自身感到脑子变得非常灵敏、聪明、反应迅速。自我感觉良好，夸大自己的能力、财力、地位，认为自己有本事，可以做大事、挣大钱（夸大妄想）。

患者活动多，好交往，好管闲事，要干大事，要做许多事，不停忙碌（意志行为增强）。精力旺盛，睡眠需要减少，不知疲倦。做事有头无尾，易被周围发生的事吸引而转移注意力（随境转移），对结局过于乐观、行为草率、不顾后果。好花钱，追求享乐，随意挥霍。易与周围发生冲突，产生冲动行为。性欲增强、性行为轻率。

躁狂状态时，患者自我感觉良好，通常对自己病情没有认识能力，即对自身疾病无自知力。

情感高涨或易激惹是躁狂状态特征性表现，伴随思维奔逸、意志行为增强。表现为协调性精神运动性兴奋，即情绪、内心体验、意志行为之间协调一致，并与周围环境相协调。严重时可表现出不协调症状，言语凌乱、行为紊乱，幻觉、妄想等精神病性症状。

三、 音乐与躁狂症的关系

音乐疗法是一种良好的刺激，有计划地组织患者听音

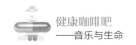

乐,针对不同种类精神病患者选择不同节奏、旋律、音调、音色的音乐。躁狂症患者选择节奏欢快的音乐,使其跟随快节奏的音乐消耗过多的精力,让其感到疲惫后,再使用缓慢镇静的音乐,从而使其安静。药物疗法是精神病治疗方法中的重要手段,辅以精神音乐疗法,可以使治疗效果显效快,患者的治愈率提高。

(王光鹏)

乐者,心之动也。

明快的音乐节奏可以让人精神焕发、消除疲劳;

优美的音乐旋律能安定人的情绪,缓解压力。

不同的音乐能够在一定的时间、地点

减轻焦虑、沮丧和忧郁。

音乐能够丰富生活情趣,

音乐,使每个年龄段的人心态年轻,

摇篮曲、催眠曲,可以使人内心安静,

起到洗刷心灵,舒展心情。

音乐像蜜,甜美;

又像酒,甘醇,

长久沐浴音乐的春风。

读书使人美丽,音乐使人轻盈

音乐,在悲伤时带来一丝快乐

感动时让人潸然落泪。

人世间的各种快乐,各种辛酸,各种痛楚;

伴随着音乐。

音乐,为我们的生命注入了无穷的动力

在不同的时期、不同的场景、不同的音乐

释放人们的悲伤和痛苦,

带给心灵的自我保护。

改善性格和人生态度。

（散文诗　杨青敏/音乐　罗　姗）

第六篇

音乐与感觉

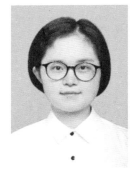

周丹，护理学硕士，主管护师，致力于老年慢病护理管理、睡眠管理，作为上海市南丁格尔志愿者，积极参加进口博览会、社区健康咨询等志愿活动。

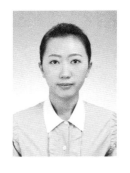

解薇，毕业于复旦大学护理学院，获得硕士学位，研究方向老年慢病管理，曾从事与护理教育工作，参编多部科普书籍。

第十九章 音乐与疼痛

一、音乐欣赏推荐

久石让的音乐集

久石让，1950 年 12 月 6 日出生于日本中野市，日本音乐人、作曲家、钢琴家。4 岁时久石让在铃木镇一的音乐教室里开始学习小提琴，之后在中学里的演奏部社团里担任吹奏小号的位置，也就是这段经历让他下定决心想要成为一名音乐家。1969 年，久石让进入国立音乐大学就读作曲科，并在校内教授岛冈让名下学习。自结识音乐到目前，久石让以自己对音乐的独特理解和过人的音乐天赋创作了数十首广为流传的音乐，他的音乐干净、明媚，像是一个少女在吟唱儿时的歌谣，又像是一位老人在追忆往事……他不但自己作曲，还兼指挥，更要亲自弹奏钢琴，所以他有时会手舞足蹈地指挥着，然后一转身就要回身弹琴。中国台湾的资深影评人蓝祖蔚这样评价他：喘的是他，累的是他，如果不是他自己的音乐，一般的演奏家是无法胜任这种激烈跳动的。

久石让与宫崎骏完美的合作,铸就了一部部动画大作,《幽灵公主》《千与千寻》《风之谷》《龙猫》《野孩子的天空》《天空之城》《魔女宅急便》《菊次郎的夏天》等。这些动画大片充实了我们的童年、初中、高中,甚至是大学生活,那些干净明媚的画面,再配上悠扬灵动的旋律,仿佛一种神奇的力量,抚平你的伤口,洗涤你的灵魂,席卷你的痛苦,将你轻轻地托起放在棉花糖般洁白的云朵上,伴着音乐缓缓入眠。

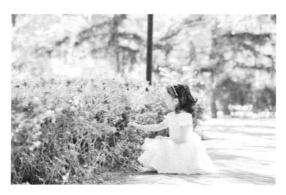

生活(王光鹏拍摄)

久石让的音乐,就是有这种能勾起心底最纯真力量的魔法,神奇到让3岁小孩在音乐厅乖乖地聆听,神奇到让沉迷于游戏动漫的少年第一次步入交响音乐厅。久石让以他那充满童心,却又能够阐释哲理的灵性创作,被人们称为触动灵魂的乐者。

二、疾病案例

1. 什么是疼痛？

1979 年，国际疼痛学会（International Association for the Study of Pain，IASP）对疼痛的定义是，一种与实际或潜在组织损伤相关的不愉快的感觉与情绪体验。国内外很多专家对疼痛的这个定义存在较大的争议，有专家就提出将疼痛的定义更新为"与实际或潜在组织损伤相关的感觉、情绪、认知和社会多维度的痛苦体验"，以此强调认知和社会因素对疼痛感知的影响。经过不断的发展和完善，年国际疼痛学会征集了国内外众多疼痛专家对疼痛的不同见解，综合不同的意见，疼痛学专家意见后决定保持 1979 年国际疼痛学会的疼痛定义不变；但又进一步对疼痛的概念和表达方法进行了补充和注解，首先强调疼痛与伤害性感受是两种不同的概念（后者更适用于动物），其次说明语言是表达痛苦的方式之一，但不是评估疼痛的必要条件，疼痛的评估还需要借鉴具有专业价值的评估工具。

2. 疼痛的分类及临床表现

（1）疼痛的分类。

① 急性疼痛：软组织及关节急性损伤疼痛，手术后疼痛，产科疼痛，急性带状疱疹疼痛等。

② 慢性疼痛：软组织及关节劳损性或退变疼痛，椎间盘

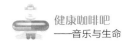
源性疼痛,神经源性疼痛。

③ 顽固性疼痛:三叉神经痛,疱疹后遗神经痛,椎间盘突出症,顽固性头痛。

④ 癌性疼痛:晚期肿瘤痛,肿瘤转移痛。

⑤ 特殊疼痛类:血栓性脉管炎,顽固性心绞痛,特发性胸腹痛。

⑥ 相关学科疾病:早期视网膜血管栓塞,突发性耳聋,血管痉挛性疾病等。

(2)疼痛程度的分类。

① 微痛似痛非痛,常与其他感觉复合出现,如痒、酸麻、沉重、不适感等。

② 轻痛疼痛局限,痛反应出现。

③ 甚痛疼痛较著,疼反应强烈。

④ 剧痛疼痛难忍,痛反应强烈。

(3)疼痛性质的分类。

① 钝痛:酸痛、胀痛、闷痛。

② 锐痛:撕裂痛、切割痛、刺痛、灼痛、绞痛、撞痛。

(4)疼痛形式的分类。

① 钻顶样痛。

② 暴裂样痛。

③ 跳动样痛。

④ 撕裂样痛。

⑤ 牵拉样痛。

⑥ 压扎样痛。

⑦ 切割样痛。

（5）疼痛的程度。

世界卫生组织（WHO）将疼痛划分成以下 5 种程度。

0 度：不痛；Ⅰ度：轻度痛，可不用药的间歇痛；Ⅱ度：中度痛，影响休息的持续痛，需用止痛药；Ⅲ度：重度痛，非用药不能缓解的持续痛；Ⅳ度：严重痛，持续的痛伴血压、脉搏等的变化。

目前，随着人口老龄化的加速，慢性疼痛的发病率直线上升，慢性疼痛已经成为全世界特别是中国一项亟待解决的重大医学问题。

三、 音乐和疼痛的关系

1. 音乐用于无痛分娩

研究表明，音乐可以促进人体放松、减少紧张、焦虑，进而缓解疼痛感。音乐可以对医院里各种可能引发患者不良心理反应的噪声（如呻吟声、抱怨声、医疗设备的声音等）起良好的屏蔽作用。音乐还能明显地改善医院住院环境的气氛，创造轻松愉快的环境。音乐产生的奇妙作用，宫缩时结合音乐进行自然而节奏的呼吸，保证胎儿良好的血氧供给。

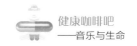

　　音乐镇痛分娩属于音乐治疗学科体系中的一个部分，在西方国家，音乐镇痛分娩早已是一门成熟的、普及的辅助医疗的技术。音乐镇痛分娩是一种新型的无不良反应、无药物干预的、天然的镇痛分娩方法。音乐是一种脑与神经内分泌的正念调节干预策略，交感神经的兴奋、副交感的抑制导致皮质醇和缩宫素的自然分泌，对创伤应激个体进行身心自我扫描，通过深呼吸、自体语言、表达兴趣，疼痛转化使创伤者的海马体受到调节，最终达到意识自我调节，是一种全新的心理安全模式。已经有很多医院将音乐引入无痛分娩这一诊疗方案中，基于不同阶段和孕妇的各种身心需求的感受，科学运用音乐、结合呼吸、放松、自由体位、助产士一对一导乐陪伴、分娩球、抚触、按摩等方法进行系统服务，使产妇在舒缓、柔和的音乐声中，同时沐浴着助产士的轻声细语，安静地体验这"痛并快乐着"的分娩过程。

　　2. 音乐可以缓解围手术期患者的疼痛体验

　　近期一项发表在《柳叶刀》（*Lancet*）的研究表明，在围手术期听音乐可以明显减少患者的疼痛和焦虑，并减少止痛药物的使用。研究者分析了72项样本大小为20～458不等的随机试验，患者接受的手术类型各不相同，从轻微的内镜手术到复杂的移植手术。研究者比较不同类型的音乐、时机和持续时间同日常护理、佩戴没有音乐的耳机、白噪声、静卧休息等不同的措施对患者疼痛感受的影响。研究结果发现，与未使用音乐的患者相比，听音乐的患者术后焦虑显著减轻，满意度显著提高；止痛药需求量也较少，并报告疼痛显著减轻。通过进一步细致分析，研究者还发现围手术期任何时候听音乐似乎都有效，不过手术前听音乐的效果优于术中和术后听音乐的效果。此外，患者如果自行选择音乐，则在疼痛减轻和止痛药需求方面的优势更大。出人意料的是，虽然清醒状态下听音乐的效果更佳，但全身麻醉下听音乐也能减轻疼痛。

虽然这些研究存在很多争议，但是作为一种廉价、无任何不良反应、对患者无损伤的手段，我们为何不尝试着去让它发挥更大的作用呢？

3. 音乐缓解慢性疼痛

慢性疼痛的干预治疗中，音乐也通常被作为一种重要的干预手段频繁出现在各种研究报告中。其中以中国传统文化浸润的五行音乐的应用最为广泛。

五行音乐疗法是以五行意象为媒介、以脏腑辨证为核心，以五行相生相克、辨明虚实及"虚则补其母、实则泻其子"等规律为依据，通过五音产生的不同效果可激发不同脏腑功能的改变。《素问·五行大论》中记载，"怒伤肝，悲胜怒""喜伤心，恐胜喜""思伤脾，怒胜思""忧伤肺，喜胜忧""恐伤肾，思胜恐"。根据患者的疼痛情况的不同及《中国传统五行音乐》，为其选择相应脏腑的音乐，通过优美悦耳和富有节奏感

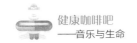

的音乐感染患者,将疼痛-不良情绪-疼痛加重的恶性循环链切断,通过对患者情绪的良性调节来调理患者的五脏。《广陵散》《江河水》和《光明行》是常用的角调(Mi)式乐曲,对应于五季中的春,五行属木,具有舒展、悠扬和深远的特性,与机体的肝脏相通,主生、主怒;《紫竹调》是常用的徵调(Sol)式乐曲,对应于五季中的夏,五行属火,具有炎上、温热、升腾的特性,与机体的心脏相通,主长、主喜;《满江红》《闲居吟》和《小白杨》是常用的宫调(Do)式乐曲,对应于五季中的长夏,五行属土,具有流畅、柔和、敦厚庄重和沉静的特性,与机体脾胃相通,主化、主思;《阳春白雪》是常用的商调(Re)式乐曲,对应于五季中的秋,五行属金,具有清洁、肃杀和收敛的特性,与机体肺脏相同,主收、主悲;《船歌》《绣红旗》和《红梅赞》是常用的羽调(La)式乐曲,对应于五季中的冬音,五行属水,与机体的肾和膀胱相通,主收藏、主恐;因此有"宫动脾、商动肺、角动肝、徵动心、羽动肾"的说法。通过聆听五行音乐,可以帮助患者分散注意力及不良情绪,缓解其疼痛感,同时有助于患者改善不良情绪,改善焦虑、抑郁情况。在此,我们也对祖国的传统文化充满敬畏和敬仰,同时也无限感激老祖宗留给我们的取之不竭的宝藏。

（周　丹）

第二十章 音乐与睡眠

一、 音乐欣赏推荐

1990 年，发迹于瑞士的班得瑞是一个音乐计划，班得瑞（Bandari）是瑞士音乐公司 Audio Video Communications AG（简称 AVC）旗下的一个音乐项目。班得瑞是一个优秀的音乐创作团队，这个团队的成员有作曲家，演奏家及音源采样工程师等。团队的核心成员叫奥利弗·史瓦兹，他是一位多才多艺的音乐创作人，擅长各种乐器的演奏以及录音工作，他尤其擅长将自然界的各种声音转换成优美动听的音乐呈现在听众的耳边，形成了鲜明的以环境音乐、冥想音乐为主的音乐风格，以睡眠、减压为主要音乐功能。他的音乐清秀、唯美、宁静，闭上眼睛，打开音乐，班得瑞立刻将您带进"世界花园"瑞士的湖光山色中，呼吸着大自然吐露的芬芳，流水蜿蜒、雀鸟啼鸣，此时，所有的疼痛和烦恼都将烟消云散。奥利弗·史瓦兹说："我的音乐是兼具视觉、触觉与听觉的，从大自然所得到的创作灵感将一直延续到世界各地听众

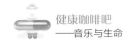

的心中。它不只是新世纪音乐，更是取自大自然的心灵营养剂……"

1. 班得瑞《童年》

《童年》是收录在班得瑞 20 周年精选集（Bandari 20th Anniversary Collection）里的一首乐曲，原为收录在班得瑞乐团发行的第 6 张专辑《日光海岸》（Sunny Bay）中的第 2 首曲子，英文名为 childhood memory。这首曲子承载了作者对童年的美好回忆，童年懵懂无知，但却充满了欢乐和新奇，这段珍藏的记忆让人回味无穷，有无尽的留恋和感慨。几乎所有人都有自己的"童年情节"，在这首曲子中，每个人都能找到心灵的共鸣之处。此外，该曲意境清幽，旋律优美，紧扣心弦，耐人回味，获得"最为乐迷传颂的怀想乐章"这一美称。长笛与黑管永远是管乐重奏的梦幻组合，衬叠轻柔的钢琴上，顺着记忆穿针引线，副歌中穿插一段拟人和声，是整首曲子接在主题后经营出来的高潮，刚巧呼应着全程串场风铃声，两者在编曲中分工架起迷雾般的帷幕，带人回溯到孩提时代那段年幼无助但却也无忧无虑的时刻。可惜的是，像这样的甜蜜回忆，一旦成人了，能分享的人也所剩无多了。

2. 班得瑞《那安静的角落》

班得瑞《那安静的角落》，英文名字 Mystic Zone，这是一首从容优雅的心灵音乐，清新温馨的旋律，笛音柔情略带悲伤的述说，每个生活在尘世的人都承担着各种各样的角色，父母、妻子、丈夫、子女……每个角色都代表着无数多的责任和压力。现实残酷，生存压力，表面繁华喧嚣的城市，揭开面具看到的是无奈和憔悴。任他人在舞台上卖力的演出，博得无数喝彩，而我只想要一隅安静的角落，安放疲惫的灵魂。

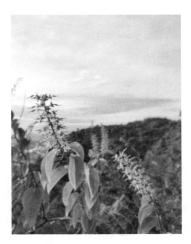

田野暮色（王光鹏拍摄）

3. 《航行》

《航行》(*Sailing*)，来自班得瑞音乐总监 Oliver Schwarz 的另一个音乐项目 Silence。这首曲子一直被称为典型的"好梦曲"。

Silence 是 Bandari 的音乐总监 Oliver Schwarz 成立的另一个音乐项目，其中 Bandari 是以 Meditation（减压放松音乐）为主，而 Silence 则是以 Instrumental（轻音乐器乐演奏）

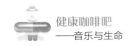

为主。器乐演奏风格相比 Bandari 来讲，新世纪的成分少了许多，编曲上流行的成分更浓，主要是翻奏一些流行歌曲。有一些网站会把这个项目风格音乐归为班得瑞，有一些则分开标记。这首《航行》是歌手 Rod Stewart 的经典曲目，钢琴版出自班得瑞 Silence 的专辑《*Magic Piano*》。琴键声优美清新，带着一点淡淡的忧伤，很舒心……听着这首清音乐，一天的紧张和烦恼慢慢舒展，身心随之从坚硬的外壳中得到解放，困意慢慢袭来……

二、 疾病案例

1. 什么是睡眠？

睡眠是一个周期性的现象，受内环境和昼夜节律的调控。这些系统同器官和组织密切联系，构成一个整体，从中枢神经系统接收并且传输指令，共同维持睡眠的昼夜节律。一个昼夜节律为 24 h，由位于下丘脑上的视交叉区控制。昼夜节律起搏器促进机体每天在睡眠-觉醒，休息-活动的状态之间进行转换。正常的睡眠被划分为两个不同的时相，非快速动眼睡眠（non-rapid eye movement，NREM）和快速动眼睡眠（rapid eye movement，REM）。

通常情况下，非快速动眼睡眠又分为 4 个时期，组成了一个连续的睡眠过程。第一个时期，是人体由清醒状态转向睡眠状态的过渡时期。在进入非快速动眼睡眠时相第一个时期前,个体会有 10～20 分钟的等待时间。睡眠的起始阶段非常短暂,仅占整个睡眠周期的 2%～5%,也是睡眠深度最浅的时期。第一个时期所占的睡眠比例增加表明机体存在明显的睡眠紊乱,而致使睡眠呈碎片状态。非快速动眼睡眠的第二期占整个睡眠周期的 40%～55%。在脑电图的描记中,这一时期每次持续 10～25 分钟后进入非快速动眼睡眠的第 34 期。第 34 期就是深度睡眠或者称慢波睡眠。它的特点是,睡眠深度深,对机体具有修复作用,觉醒阈值高。慢波睡眠大多出现在夜晚的前 1/3 阶段。慢波睡眠占睡眠周期的 13%～23%,并且随着年龄的增加不断减少。美国睡眠医学学会已经不再将非快速动眼睡眠划分为 4 个时期,而是将第 4 期删除。睡眠的第 1～3 时期分别用 N1、N2、N3 代替,而 N3 就是指慢波睡眠,快速动眼睡眠时相被 R 期替代。

2. 什么是睡眠障碍?

睡眠量不正常以及睡眠中出现异常行为的表现, 也是睡眠和觉醒正常节律性交替紊乱的表现。可由多种因素引起,常与躯体疾病有关,包括睡眠失调和异态睡眠。睡眠与人的健康息息相关。调查显示,很多人都患有睡眠方面的障碍或者和睡眠相关的疾病,成年人出现睡眠障碍的比例高达 30%。专家指出睡眠是维持人体生命的极其重要的生理功能,对人体必不可少。

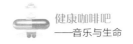
3. 睡眠障碍有哪些临床表现？

（1）睡眠量的不正常：可包括两类：一类是睡眠量过度增多，如因各种脑病、内分泌障碍、代谢异常引起的嗜睡状态或昏睡，以及因脑病变所引起的发作性睡病，这种睡病表现为经常出现短时间（一般不到 15 分钟）不可抗拒性的睡眠发作，往往伴有摔倒、睡眠瘫痪和入睡前幻觉等症状。另一类是睡眠量不足的失眠，整夜睡眠时间少于 5 小时，表现为入睡困难、浅睡、易醒或早醒等。失眠可由外界环境因素（室内光线过强、周围过多噪声、值夜班、坐车船、刚到陌生的地方）、躯体因素（疼痛、瘙痒、剧烈咳嗽、睡前饮浓茶或咖啡、夜尿频繁或腹泻等）或心理因素（焦虑、恐惧、过度思念或兴奋）引起。一些疾病也常伴有失眠，如神经衰弱、焦虑、抑郁症等。

（2）睡眠中的发作性异常：指在睡眠中出现一些异常行为，如梦游症、梦呓（说梦话）、夜惊（在睡眠中突然骚动、惊叫、心跳加快、呼吸急促、全身出汗、定向错乱或出现幻觉）、梦魇（做噩梦）、磨牙、不自主笑、肌肉或肢体不自主跳动等。这些发作性异常行为不是出现在整夜睡眠中，而多是发生在一定的睡眠时期。例如，梦游和夜惊，多发生在正相睡眠的后期；而梦呓则多见于正相睡眠的中期，甚至是前期；磨牙、不自主笑、肌肉或肢体跳动等多见于正相睡眠的前期；梦魇多在异相睡眠期出现。

三、　音乐与睡眠的关系

1. 音乐能够改善术后患者的睡眠质量

目前国内外有很多音乐疗法提高患者睡眠质量的干预性研究。研究中发现,弦乐器演奏的每分钟由 60 个音乐节拍组成的乐曲对睡眠有较好的促进作用,作为非药物干预措施,音乐疗法能够明显提高心脏手术后患者的睡眠质量,再加上音乐疗法经济、方便,对患者没有任何不良反应,已经被越来越多的研究者应用到临床工作中,有超过 25％的患者在发生睡眠问题时会选择听音乐的方式。

2. 音乐能够改善睡眠障碍患者的睡眠质量

有系统评价纳入 11 篇随机对照试验(685 名研究对象),评价音乐疗法对睡眠障碍患者睡眠质量的影响,荟萃分析结果显示,单独使用音乐疗法时,患者的睡眠质量得到有效的改善,亚组分析中音乐疗法联合其他非药物干预措施同样能够改善患者的睡眠质量。因此,也有研究者将音乐疗法作为辅助手段,联合其他非药物措施,共同改善患者的睡眠质量。在一项随机对照实验中,使用五行音乐联合百会、内关、足三里、三阴交等穴位的按摩,在改善患者睡眠质量,提高睡眠总效率的同时,还起到了稳定患者心率和血压的作用。

3. 音乐疗法通过缓解疼痛、焦虑等状态促进睡眠

音乐疗法能够缓解患者的焦虑水平,效果优于芳香疗

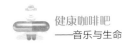
法;将音乐疗法应用于其他临床研究中发现,音乐疗法能够降低谵妄发生率,缓解患者疼痛,提高的耐受力。Hansen 在一项随机对照试验中,将 37 名患者随即分为两组,实验组白天进行 30 分钟的音乐疗法干预,结果显示音乐疗法能够提高患者的主观睡眠感受,改善睡眠深度、减少觉醒次数、提高整体睡眠质量。因此,关于睡眠管理,众多指南中均推荐使用音乐疗法提高患者的睡眠质量。

（周　丹）

第二十一章　音乐与偏头痛

一、音乐欣赏推荐

1. 《仙境》(wonderland)

来自瑞士的班得瑞（BANDARI）乐团，在当地是一支极受欢迎的抒情演奏团体，自 1990 年推出第一张专辑后，即在当地造成轰动，其不落俗套的编曲，精简的乐器配置，使每首曲子都呈现出清新的自然气息。

本专辑中，他们以简单流畅的旋律，加入大自然意象与流行元素，使人悠然神往，仙境的美丽景象，有时风生水起，有时石破天惊，彩绘黎明和黄昏的天空。夜晚的星，其实是具相当浓度的深紫色，从星光周围较亮的天空可以发现这个秘密，当破晓的空气变得流动，浑浊，那片黑才现出原色，一寸寸嵌进喧哗的日光里，这是夜晚的慈悲，悄悄退场，默默承担误解，惟有众星是夜的知己。而月光撒向无边无际的墨海，浓浓的穿入深域，深海里没有四季，只能在黑夜中猜想花的颜色，直落千斤的水压，压不住心头的空荡和放松。从《变

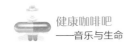

幻之风》(*The Wind of Change*)这首曲子,你可以听到呼啸的风声和排笛交错出现,感觉非常缥缈浪漫;在《安妮之歌》(*Annie's Song*),你也可以感受到钢琴与长笛所营造的空灵意境,14首充满新世纪风格的作品,予人身处仙境的感受!

2. 《寂静山林》(*Silence with Sound from Nature*)

班得瑞第二张专辑,寂静山林,寂静的是让我们静静的,没有任何的干扰,淡淡地再一次聆听过去,聆听新世纪音乐对于通俗的熔化山林音乐视觉化,如亲临阿尔卑斯山的原始天籁!

继"仙境"的新世纪曲风之后,班得瑞(BANDARI)乐团再度推出这张自然风味十足的作品,您除了可以重温优美的《老鹰之歌》(*El Condor Pasa*)、《寂静之音》(*The Sounds of Silence*)和《火战车》(*Chariots of Fire*)等名曲之外,还可以听到采自阿尔卑斯山原始森林的鸟鸣,以及罗亚尔河的溪流声,拥有置身山林的新听觉享受。

3. 《蓝色天际》

是乐队班得瑞发布于2001年的音乐专辑。专辑共有十四首歌曲,秉承班得瑞其自成一格的空灵乐风。第一首*Indian Dreams*为专辑揭开序幕,将聆赏的境界从地平线爬升到云端之上,让你感觉有如鹰一样的轻盈,随着排笛声滑翔在饱满的弦乐中,像置身云间享受漂浮乐趣。紧接着*Magic Winds*,一登场就以立体十足的钟琴震撼你,钢琴就

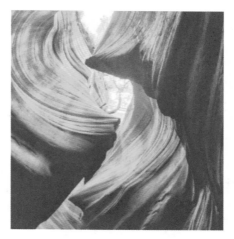

音乐与自然（陈宏星拍摄）

象隐藏在云层后面的迷，另外值得向你推荐 *After The Rain*
这首感情丰富的曲子从呼啸的风中传来钢琴声，带出一串排
笛与黑管的吹奏，仿佛呢喃着一种居高临下的孤独。

4. 《日光海岸》《*Sunny Bay*》

　　是班得瑞的第六张专辑。专辑以更具透明度的音质，配
合浪潮般旋律的编曲，创造出抚慰心灵的听觉效果，仿佛置
身于温暖的阳光下，独自悠闲地漫步海岸，感受难能可贵的
恬静时光……你将体验到浑圆完美的声线，就连声波最细波
的毛边都能完整吸收。

　　本碟主以管弦乐为主，配以钢琴的低吟，诠释出带有浪
潮起伏的野味的夜色，竖琴如浪花般拍打上岸，配合巴松管，

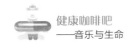
强调律动的根音,悠扬的木管与弦乐活象一阵清风,吹拂过海岸边沉静不动的防风林。在黎明破晓之前,这蜿蜒的海岸线,用最虔诚的心等待即将来临的第一道日光。

长笛和黑管永远是管乐重奏的梦幻组合,亲叠轻柔的钢琴上,顺着记忆穿针引线,时而风铃响起,时而又迷雾般凝人和声。

二、 疾病案例

1. 什么是偏头痛?

偏头痛是神经内科的一种常见病,是临床最常见的原发性头痛,也是一种常见的慢性发作性神经血管疾患。常表现为反复发作的、多为单侧的中、重度搏动样头痛,常伴有恶心、呕吐、畏光、畏声及疲乏无力,少数典型病例发病前有视觉、感觉和运动障碍等先兆,多数患者有家族史,其发作可与多种因素有关,如各种理化因素、精神因素、内分泌和代谢因素等。

2. 偏头痛的临床表现有哪些?

偏头痛频繁发作患者生活受到重大影响,心理脆弱,丧失信心,时间长了对人的心脑血管将产生不利影响。临床上,头痛发作后脑血栓、高血压、脑出血也较常见。下面介绍偏头痛主要类型的临床表现:

(1)无先兆偏头痛:是最常见的偏头痛类型。发病前可没有明显的先兆症状。头痛多呈缓慢加重,反复发作的一侧或双侧额颞部疼痛,呈搏动性,疼痛持续时伴颈肌收缩可使症状复杂化。常伴有恶心、呕吐、畏光、畏声、出汗、全身不适、头皮触痛等症状。

(2)有先兆偏头痛:常用先兆症状,如视物模糊、暗点等。头痛在先兆同时或先兆后 60 分钟内发生,表现为一侧或双侧额颞部或眶后搏动性头痛,常伴有恶心、呕吐、畏光或畏声、苍白或出汗、多尿、易激惹、气味恐怖及疲劳感等,可见头面部水肿、颞动脉突出等。活动能使头痛加重,睡眠后可缓解头痛。疼痛一般在 1~2 小时达到高峰,持续 4~6 小时或十几小时,重者可历时数天,头痛消退后常有疲劳、倦怠、烦躁、无力和食欲差等。

(3)视网膜性偏头痛:视网膜性偏头痛为反复发生的完全可逆的单眼视觉障碍,包括闪烁、暗点或失明,并伴偏头痛发作,在发作间期眼科检查正常。

(4)儿童周期性综合征:临床可见周期性呕吐、反复发作的腹部疼痛伴恶心呕吐即腹型偏头痛、良性儿童期发作性眩晕。发作时不伴有头痛,随着时间的推移可发生偏头痛。

(5)眼肌麻痹性偏头痛:临床表现为反复发作的偏头痛样头痛,头痛发作同时或 4 天内出现头痛侧眼肌麻痹,动眼神经最常受累,常有上睑下垂、瞳孔扩大,部分病例可同时累及滑车和展神经。

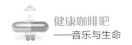
三、 音乐与偏头痛的关系

1. 音乐对偏头痛的积极作用

音乐声波的频率和声压会引起生理方面的反应。音乐的节奏、频率和有规律的声波振动,是一种物理能量,而适度的物理能量会引起人体组织细胞发生和谐共振现象,会直接影响人的脑电波、心率、呼吸节奏等。已经有研究表明音乐可以减轻偏头痛患者的症状,有助于偏头痛的恢复。

2. 音乐对偏头痛的消极作用

因为个体差异每个人对音乐的感受不同。因此,需要因人而异进行治疗,否则会适得其反。

(解 薇)

第二十二章　音乐与心理创伤

一、音乐欣赏推荐

1. 《命运交响曲》又名《c 小调第五交响》(*Fate Symphony*)

生活中有苦难、失败和不幸,也有欢乐、成功和希望,这就是所谓的命运。但是,人不能听从命运的安排,应该掌握自己的命运,并且随时与厄运抗争、战胜它,只有这样才能得到幸福,才能建立起丰功伟绩,这就是《c 小调第五交响曲》的中心意蕴。整部交响曲以四个乐章的形式从多方面揭示了这种斗争性思想,其中的第一乐章充满紧张性、严峻性和悲怆的气氛,是整部交响曲的基础,体现出各种情绪的对立和人内心最尖锐的矛盾。

2. 《热情》(*Appassionata*)

《热情》的名称是汉堡出版商克郎茨起的,原来的曲名是《第二十三钢琴奏鸣曲》。"热情"一词确切地道出了这部作品的本质,因此沿用下来。《热情奏鸣曲》作于 1804 年至

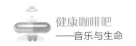
1806 年间,正是贝多芬创作的成熟时期。他的深刻、巨大的乐思和雄伟的形式在这一时期突出的表现出来。

从作者本人到公论都认为"热情"是登峰造极的钢琴奏鸣曲之一。贝多芬曾这样解释它的内容:"你去读莎士比亚的暴风雨吧!"这是告诉我们,贝多芬的《热情奏鸣曲》创造的音乐形象与莎士比亚的创作中诗意的、悲剧的形象有相同的地方,都非常深刻、强烈地表现了一种使人惊叹不已的、勇往直前的"超人"的力量。深刻的乐思揭示了伟大的人类悲剧;人生面临着迢迢的苦难之路;人生充满了矛盾和不停的探索;人生虽然最终是死亡,但这死亡不同于生物的自生自灭。人在肯定生活的同时,进行了不屈不挠的搏斗,和自然力搏斗;和包围着、敌对他的力量搏斗……这些都由于死亡而升华了,显示出无比的崇高、悲壮的美!

3. 《田园交响曲》(Symphony No. 6 in F major, Op. 68)

该曲大约完成于 1808 年,是贝多芬少数的各乐章均有标题的作品之一,也是九首交响乐作品中标题性最为明确的一部。此时的贝多芬双耳已经完全失聪,这部作品正表现了他在这种情况下对大自然的依恋之情,是一部体现回忆的作品。这部作品 1808 年在维也纳首演,由贝多芬亲自指挥,在首演节目单上,他写到:"乡村生活的回忆,写情多于写景"。整部作品细腻动人,朴实无华,宁静而安逸,与贝多芬的 c 小调第五交响曲同为世界上最受欢迎的交响曲之一。

乐章的主题恬静开阔，象牧人在田野中歌唱，表现了雨过天晴之后的美景。雨后复斜阳，大地恢复平静，草地发出清新的馨香，牧歌传达着对大自然的感激心情，这种喜悦、安宁、欣慰的情绪一直贯穿这个乐章，整部交响乐在这样的气氛中结束。

4. 《费德里奥》(*Fidelio*)

德里奥(二幕歌剧)是乐圣贝多芬唯一的一部歌剧。歌剧的最终版本是两幕剧，但首演的时候是三幕。约瑟夫·宋雷特纳和乔治·特雷契克根据尼古拉斯·布约利的剧本改编。1805 年初演于维也纳。

歌剧共有四首序曲，其中三首取名为《利奥诺拉》，一首为《费德里奥》。《利奥诺拉序曲》第三首，是运用主题材料与结构概括地表现歌剧内容的第一部伟大的序曲，是全歌剧的缩影，也是当今歌剧序曲中著名的一首。开幕前奏的《费德里奥序曲》紧扣全剧主题，突出表现了女主人公利奥诺拉的英雄性格，歌颂了她对爱情的忠贞和不屈精神。序曲的引子以两个对比的音乐形象——利奥诺拉的果断、刚毅的动机和弗洛列斯坦的悲叹音调——的交替更迭作为开端，接着由弦乐的震音和弦，烘托出牢狱中阴森、不祥的气氛。继而，呈示部出现了英雄性格的第一主题，刚中见柔，显示出女主人公乔扮男装后的精神风貌，在乐队全奏后，机智而富于动势的

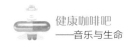
第二主题被陈述出来。

5. 《英雄交响曲》(*The Symphony No. 3 in E flat major, Op. 55*)

这首曲子是德国作曲家贝多芬作于 1804 年的交响曲，作品 55 号。

"历来对《英雄》一曲的普遍看法——它是开启交响曲的浪漫主义时代、与传统分道扬镳的革命之作——只有一部分正确；在很多方面，这首曲子把 18 世纪交响曲的理想带入其理论的最高境界，与其说是革命之作，不如说是传统之登峰造极。在《英雄》中，贝多芬仍然遵循古典主义的形式规范。例如，整体铺陈、配置、四个乐章的均匀分量、在乐曲的片段发展中完成和声目标并充分表达思想。虽然此曲奏鸣曲形式的第一乐章，要比莫扎特或海顿任何一首交响曲的快板乐章都来得庞大、雄浑，但它实在可以看做是古典乐派的最高体现。"（美国音乐学者泰德·利比评）

二、疾病案例

1. 什么是创伤后应激障碍

创伤后应激障碍（post-traumatic stress disorder，PTSD）是反应性精神障碍的一种类型，是指个体遭受异乎寻常的威胁性或灾难性打击而出现的精神障碍。以精神创伤后体验反复重现、持续的警觉性增高、持续的回避和情感麻木为主要特征。

2. PTSD 临床表现有哪些?

PTSD 的核心症状有 3 组,即创伤性再体验症状、回避和麻木类症状及警觉性增高症状。但儿童与成人的临床表现不完全相同,且有些症状是儿童所特有的。

(1) 创伤性再体验症状。

(2) 回避和麻木类症状。

(3) 警觉性增高症状。

(4) 其他症状。

(5) 儿童 PTSD 的症状特征。

儿童的创伤性再体验症状可表现为梦魇,反复再扮演创伤性事件,玩与创伤有关的主题游戏,面临相关的提示时情绪激动或悲伤等;回避症状在儿童身上常表现为分离性焦虑、黏人、不愿意离开父母;高度警觉症状在儿童身上常表现为过度的惊跳反应、高度的警惕、注意障碍、易激惹或暴怒、难以入睡等。而且不同年龄段的儿童其 PTSD 的表现也可能不同。

三、 音乐与 PTSD 的关系

1. 音乐对 PTSD 的积极作用

美国著名心理学家阿诺德认为:如果一个人的情绪出现了问题,他的头脑中就一定会存在某些不合理观念。如果这种不合理观念得到纠正,情绪问题也就随之解决。传统的

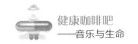
心理治疗认为认知决定情绪,而音乐心理治疗则认为情绪决定认知。音乐可以与患者产生共情的,患者可利用音乐进行情绪发泄,从而缓解患者的情绪。

2. 音乐对 PTSD 的消极作用

音乐对于人情绪的影响力是非常巨大的,当一个人的情绪好的时候,往往看到事物的积极方面,把坏事看成好事;反之,当一个人的情绪不好的时候,往往看到事物的消极方面,把好事看成坏事。因此要选择适合的音乐进行治疗,调动患者情绪。

(解　薇)

音乐能洗去人们心里的沙尘,

音乐能唤起生命中的童心。

歌词是情绪的载体,

从曲、调、歌词、声音去用心聆听,

感受自己是一个歌唱者,体会着、倾听着、与音乐同行,

轻轻地,按下音乐键,静静地,

让音乐像涓涓流水浸透我们的心扉。

让我与窗外的自然清风,

共同感受音乐的雄浑矫健与缠绵悱恻。

听巍峨高山,听潺潺流水。

领悟音乐的韵律,感悟人生之美

琴弦拨动，流出婉转的音调，

形成一曲曲佳音，道出一段段深情……

驻足音乐的殿堂，感受钟声的雄厚；

还有那阳春白雪般的典雅……

音乐注重感悟，

带来听觉的享受，悟出心灵的美好。

净化心灵，树立理想

人离不开音乐，音乐也离不开人。

音乐是人类最好表达情感、抒发情感的通道

（散文诗　杨青敏／音乐　罗　姗）

第七篇

音乐与社会

乔建歌,复旦大学附属上海市第五人民医院老年科护士长,致力于老年慢病护理管理、慢病科普工作,作为上海市南丁格尔志愿者,积极参加进口博览会、社区健康咨询等志愿活动,主编出版科普书籍1部,2017年入选"上海市护理青年人才培养计划"。

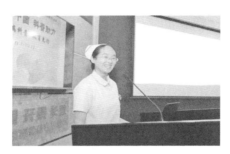

科技节健康科普授课中

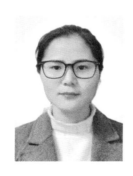
　　张璐,2014年毕业于复旦大学护理学院,获得硕士学位。毕业后,在上海市东方医院 ICU 从事临床护理工作。研究方向为危重患者护理、糖尿病患者护理管理,并参与多部科普书籍的编写。

第二十三章　音乐与文化

一、 音乐欣赏推荐

1. 《高山流水》

中国古琴曲，属于中国十大古曲之一。传说先秦的琴师伯牙一次在荒山野地弹琴，樵夫钟子期竟能领会这是描绘"峨峨兮若泰山"和"洋洋兮若江河"。伯牙惊道："善哉，子之心而与吾心同。"钟子期死后，伯牙痛失知音，摔琴绝弦，终生不弹，故有《高山流水》之曲。

"高山流水"比喻知己或知音，也比喻乐曲高妙。后世分为《高山》《流水》二曲，另有同名筝曲《高山流水》，与古琴曲无传承关系。

2. 《春江花月夜》

《春江花月夜》是唐代诗人张若虚的作品，收录于《全唐诗》中。此诗沿用陈隋乐府旧题，运用富有生活气息的清丽之笔，以月为主体，以江为场景，描绘了一幅幽美邈远、惝恍迷离的春江月夜图，抒写了游子思妇真挚动人的离情别绪以

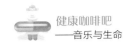
及富有哲理意味的人生感慨,表现了一种迥绝的宇宙意识,创造了一个深沉、寥廓、宁静的境界。全诗共三十六句,每四句一换韵,通篇融诗情、画意、哲理为一体,意境空明,想象奇特,语言自然隽永,韵律宛转悠扬,洗净了六朝宫体的浓脂腻粉,具有极高的审美价值,素有"孤篇盖全唐"之誉。

3. 《二泉映月》

二泉映月是中国民间二胡音乐家华彦钧(阿炳)的代表作。阿炳经常在无锡二泉边拉琴,创作此曲时已双目失明,这首乐曲自始至终流露的是一位饱尝人间辛酸和痛苦的盲艺人的思绪情感,作品展示了独特的民间演奏技巧与风格,以及无与伦比的深邃意境,显示了中国二胡艺术的独特魅力,它拓宽了二胡艺术的表现力。

4. 《百鸟朝凤》

《百鸟朝凤》是一首被称为"鼓吹乐"或"鼓乐"的民间吹打乐合奏曲,最早流行于河南、山东、河北、安徽等地,是中国民族器乐十大名曲之一,它以热闹欢快的曲调,描摹了百鸟和鸣之声,歌颂的是大自然的美景,充分发挥了唢呐擅模仿的特长。其流行区域很广,在山东、安徽、河南、河北等地都有不同版本。乐曲以热情欢快的旋律唤起人们对大自然的热爱,对劳动生活的回忆。自《百鸟朝凤》搬上舞台以来,经过了多次加工改编,被改编成了古筝曲、手风琴曲、钢琴曲等。

5. 《梁祝》

《梁祝》是取材于民间传说,吸取越剧曲调为素材,经由何占豪、陈钢于 1958 年作曲的小提琴协奏曲。题材是家喻户晓的民间故事,以越剧中的曲调为素材,综合采用交响乐与我国民间戏曲音乐表现手法,依照剧情发展精心构思布局,采用奏鸣曲式结构,单乐章,有小标题。以"草桥结拜""英台抗婚""坟前化蝶"为主要内容。由"鸟语花香""草桥结拜""同窗三载""十八相送""长亭惜别""英台抗婚""哭灵控诉""坟前化蝶"构成的曲式结构。

二、 音乐与文化的关系

音乐是一种文化。音乐作为文化的组成部分,也是大文化系统中最活跃、最具特色的文化现象。我们将音乐置于人类历史文化脉络中,研究"文化中的音乐"和"音乐中的文化",是当今学术领域坚持的基本立场。文化作为一种载体,是为审美而服务的。在文化大系统中,包含着诸多子系统,如在精神文化中又包括了哲学、宗教、道德、科学、艺术等。艺术作为人类审美活动的最高形式,集中体现了人类审美意识的凝聚和物化了人对现实生活(自然界和社会)的审美关系。

中国是一个有着几千年文明历史的国家,中国音乐是人类历史上起源最早的音乐之一。根据考古发掘和史书记载,

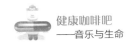
健康咖啡吧
——音乐与生命

我们的祖先大约在 7000 年前就已经能用禽骨和陶土制作出骨笛和陶埙这样的吹奏乐器。到伏羲时代，已经能发明丝弦乐器（如古琴和瑟），黄帝时代已有笙簧创制和音律理论出现。这些发现都说明，我们的祖先在当时已经具备了相当高的音乐创造能力和审美能力。后来经过历朝历代的发展，使得汉民族音乐日臻成熟，形成了以五声调式即宫、商、角、徵、羽为基础，内容丰富，理论完备，特色鲜明的音乐体系。这一体系不仅深深植根于中国的音乐文化之中，还被传播到世界的很多国家和地区，成为世界音乐体系中的重要组成部分。

中国音乐的发展与社会经济的发展和各国文化的交流密切相关。中国传统音乐是在以黄河流域为中心的中原音乐、四域音乐（指黄河流域、淮河流域、长江流域和珠江流域等地区）以及外国音乐的交流融合之中形成发展起来的。

中国音乐与外国音乐的交流由来已久。在汉代，伴随着佛教的传入，印度教音乐和天竺乐开始传入中国。从张骞出使西域开始，对我国的音乐产生了重要影响。在近代，随着清朝末年"学堂乐歌"运动的开展，中国与西方等国家的音乐交流不断加深，大量西方音乐开始传入我国，如西方音乐中的交响乐、歌剧、舞剧，以及乐律中的大小调，乐器中的钢琴、小提琴，演唱方法中的美声唱法等。这些交流，进一步加强了中国音乐与世界音乐的融合，加快了中国音乐的发展和改革的步伐。

中国民族音乐文化是根植于中国悠久的传统文化土壤之中,独特的中国传统文化造就了独特的民族音乐。中国民族音乐基本上由宫廷音乐、文人音乐、宗教音乐、民间音乐四部分构成。

(1)宫廷音乐:部分是典制性音乐,如各类祭祀乐、歌乐、朝会乐等;另一部分是娱乐性音乐,如各种筵宴乐、行幸乐。这两大部分音乐体现了宫廷贵族文化的两个侧面,一是皇权至上、自我形象的塑造,二是贵族阶层的精神享乐。

(2)文人音乐:文人音乐包括古琴音乐与词调音乐,它与书、绘画、诗词共同构成中国传统文化中独特的文人文化,琴、棋、书、画,琴居首位。古琴音乐追求的是超尘脱俗的意境天人合的思想,"清、幽、淡、远"的浪漫色彩,这种音乐最符合封建社会的"中和"思想,成为古人修身养性,塑造人格的最好手段。

(3)宗教音乐:体现了中国宗教信仰的多元化特点,佛教、道教、基督教、萨满教,在各自的文化基础上宗教音乐各有特征;外来的宗教带来的外来音乐和乐器不断与本土音乐的融合;较浓的民间风格,大量的宗教音乐以民间歌曲为基础加以改动使之仪式化、教仪化。

(4)民间音乐:民间音乐分为民歌、歌舞、说唱、戏曲、器乐,以综合艺术为主。独特的中国传统文化孕育了独特的民族民间音乐的体裁、形式、风格、内容,成为中国民族音乐的

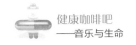
基础。它的特点是：

1. 丰富性

中国土地辽阔，民族众多，民间民俗千姿百态，形成了品种繁多的民间音乐。至今已收集到的民歌约有 30 万首，独奏、重奏、合奏乐曲不可胜数，民族乐器 200 余种，中国的民族曲艺有 200 多个曲种，戏曲有 360 多个剧种。曲艺和戏曲都是综合性艺术，音乐是其重要的组成部分之一，同时也是各剧种、曲种特征和风格的主要体现者。至于这众多剧种曲种中丰富多彩的剧目、曲目，声腔、板式、曲牌、行当、流派、唱段及文武场音乐等，更是无法记数。

2. 不确定性

民间音乐一般为口头产生，口头传授。口头发展使民间音乐更具有不确定性变迁性、创新性、即兴性。

3. 通俗性

民间音乐是劳动人民共同创造的音乐文化，它表现了劳动人民的生活，抒发了他们的感情，表达了他们的意志和愿望，更具浓郁的乡土气息和民族色彩，更贴近广大劳动人民，并为他们所接受和喜爱。

4. 实用性

许多民歌还未完全摆脱实用功能的原始形态，如各类劳动号子仍具有实用性和表现性两种功用。它的表现性在于用艺术形式反映劳动者的力量、态度、志向和审美情趣，它是劳动人民生活状况的直接反映。

中国民族音乐在对外文化交流中发挥着巨大作用。从古代起,我国的民族音乐即传播到日本等周边国家,直接影响了当地音乐文化艺术的产生、发展。近代,我国民族音乐远播欧洲、美国、澳大利亚等地。可以说,有华人的地方就有中国音乐。

今天,民族音乐成为国家的象征、友谊的桥梁、增进相互了解的共同语言。中国民族音乐为其他民族、其他国家打开了了解中国、认识中国的窗口。民族音乐在建设中国特色社会主义文化中起着重要作用。

优秀的民族音乐是社会思想与艺术高度发展的历史积淀。它反映着人民群众的愿望和要求,它是广大人民群众生活中不可缺少的精神食粮。组成中华民族的 56 个民族都是能歌善舞的,而且各有特色,绚丽多彩,百花齐放。优秀的民族音乐可以使人们把自己的命运与祖国的前途和命运联系在一起,激发爱国主义精神,培养民族自尊心,增强民族自豪感,可以给人以真和善的启迪、美的陶冶和创造性思维的激发。

（乔建歌　张　璐）

第二十四章　音乐与工作

一、音乐欣赏推荐

1. 《义勇军进行曲》

《义勇军进行曲》是由田汉作词、聂耳作曲的歌曲，是电影《风云儿女》的主题歌，被称为中华民族解放的号角，自1935 年在民族危亡的关头诞生以来，对激励中国人民的爱国

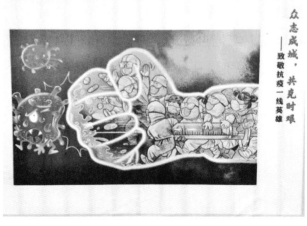

较量（严翠丽绘画）

主义精神起了巨大的作用,后成为中华人民共和国国歌。2004 年 3 月 14 日,第十届全国人民代表大会第二次会议通过宪法修正案,正式规定中华人民共和国国歌为《义勇军进行曲》。《义勇军进行曲》以其高昂激越、铿锵有力的旋律和鼓舞人心的歌词,表达了中国人民对帝国主义侵略的强烈愤恨和反抗精神,体现了伟大的中华民族在外侮面前勇敢、坚强、团结一心共赴国难的英雄气概。

2. 《歌唱祖国》

《歌唱祖国》是由王莘作词、作曲的一首爱国歌曲,创作于 1950 年 9 月,适逢新中国成立一周年,看着天安门广场五星红旗随风飘扬,鲜花如海的热闹景象,作者在列车上一气呵成。歌曲既通俗易懂,又朗朗上口,将人民共和国诞生的壮丽画卷犹如浓墨重彩勾画得淋漓尽致,歌曲凝结了爱国之声、人民之心、民族之魂,立即传遍全中国,成为亿万中国人民久唱不衰、响遍神州的"金曲"和跨世纪的音乐经典之作。现在已经成为中国各种重大活动的礼仪曲、开幕曲或结束曲,素有"第二国歌"之誉。

3. 《万泉河水清又清》

《万泉河水清又清》歌曲作为芭蕾舞剧《红色娘子军》中的一首配歌,开创了芭蕾舞剧载歌载舞的新形式。更是在揭示人物内心情感方面起到了积极的作用。此外,歌曲在音乐语言上也体现出鲜明的黎族音乐风格和特点,同时,在曲体

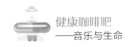
结构方面也十分方整、句法严明。更重要的是,歌曲配合舞蹈极其深刻地表现了军民团结一家亲的动人景象,从而揭示出军民关系的本质,起到了深化舞剧主题思想的作用。

4. 《红旗飘飘》

《红旗飘飘》是孙楠演唱的歌曲,由乔方作词、李杰作曲。1996 年,孙楠第一次听到好朋友李杰为香港回归而创作的歌曲《红旗飘飘》。初次听到李杰的哼唱,孙楠便相中了该曲,并在当年完成了该曲的录制。这是一首令人心潮澎湃的歌曲,该曲的旋律深情激昂,歌词激扬,让人热血沸腾。

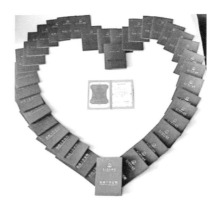

抗疫证书(严翠丽绘画)

5. 《我爱你中国》

《我爱你中国》是电影《海外赤子》的一首插曲,创作于1979 年,瞿琮作词,郑秋枫作曲。尽管歌词质朴无华,却有动人心魄的激情。歌曲《我爱你中国》把海外游子眷念祖国的无限深情抒发得淋漓尽致。每当唱起这首歌，都能让人体验到一派喷涌而出的激情，让每一个炎黄子孙心中都荡漾着对祖国的崇高之爱。

6.《我和我的祖国》

《我和我的祖国》是张藜作词、秦咏诚作曲、李谷一原唱的爱国主义歌曲，创作和发行于 1985 年。该曲歌词以第一人称的手法诉说了"我和祖国"息息相连、一刻也不能分离的心情，作者将"我"和"祖国"比喻为孩子和母亲，又将"祖国"和"我"比喻为大海和浪花，这两个具象而生动的比喻，准确又动情，表达了个人和祖国之间，亘古不变的情感。秦咏诚在力求获得准确、生动的音乐形象的同时，十分懂得生活中的语言节奏与音乐中旋律节奏结合的规律，在使听众听得清、听得懂的基础上，保持了应有的线条美和律动美，从而创造了楚楚动人的音乐形象和丝丝入扣的情感表达。《我和我的祖国》生动形象地表现了每个人和生他养他的祖国的血肉联系，在词曲结合上"恰到好处"，是一首具有永久魅力、深受人们喜爱的抒情歌曲。2018 年 12 月 26 日，中央广播电视总台制作的《我和我的祖国》主题 MV 发布，MV 中不见华丽的艺术舞台，不见专业的歌唱演员，但一个个真实的现实生活场景。镜头前的这些面孔，来自中国的四面八方、各行各业。他们是人民解放军仪仗队、消防官兵、中国国家女子排球队、港珠澳大桥岛遂工程建设者、路桥水电站建设者、塞罕坝机

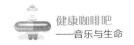
械林场职工、中国南极考察队、量子科学潘建伟团队、航天科技大军的代表、走在扶贫路上的基层干部。2019 年《我和我的祖国》快闪活动在全国各地唱响。

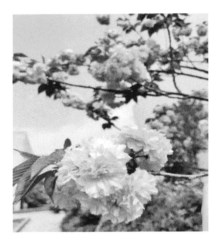

樱花绚烂（严翠丽拍摄）

　　与歌颂社会主义建设相关的音乐，常归类于"红歌"，即红色歌曲，就是赞扬和歌颂革命和祖国的歌曲，它们普遍具有浓韵的感情基调，有较强的节奏感。"红歌"是革命实践的真实写照，它能唤起人们的红色记忆。"红歌"不是抽象的革命口号，更不是单纯的政治符号。它能够广泛流传而且经久不衰，源自它独特的艺术魅力。

　　"红歌"的创作源泉是民歌，这就决定了它为普通老百姓所喜闻乐见。从井冈山时期的江西民歌、延安时期的"信天游"，到祖国解放和改革开放的满怀豪情，不同时期不同地域的民歌构成了"红歌"多样化的风格，不同地域、不同民族的人民都能在"红歌"里找到属于自己的音调。这就使得"红歌"具有广泛的群众基础。

"红歌"曲调优美，语言精炼。每一首流传的"红歌"，几乎都经过了千人唱、万人传，并在人们的反复传唱中日益精炼、成熟。从这个角度说，"红歌"既是艺术家创作的作品，更是人民大众创造的艺术，是平民百姓真情实感的表达。因此，无论是"红歌"的词还是曲，都显得简洁、单纯、明畅、优美。

"红歌"另一个突出的艺术特色是它的质朴。质朴是民歌的特色，来自于民歌的"红歌"不仅继承了这一特性，而且将其发扬光大。它产生于人民群众的劳动、斗争、生活和娱乐之中，真实地反映人民群众的思想感情，讴歌了祖国，讴歌了人民，讴歌了党，以直截了当的叙事抒情发挥感人的力量，闪烁着艺术光芒。

"红歌"还具有时代性。产生于不同年代的"红歌"，无论是旋律还是歌词都非常贴近生活。其歌词内容固然反映了不同时代的革命、建设与生活实践，呈现出特定的时代性；其旋律也莫不反映那一时期的真实生活和精神状态。如战争年代的《小放牛》《游击队歌》《东方红》等，建设时期的《我的祖国》《翻身农奴把歌唱》《十五的月亮》《祝福祖国》等。

"红歌"的这些艺术特色，使它区别于其他音乐艺术，也

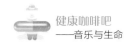

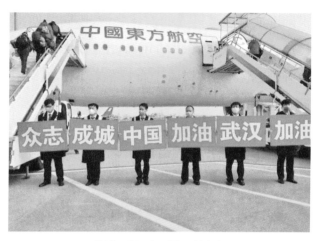

逆行武汉(严翠丽拍摄)

是它具有独特的美育功能和社会教育功能的基础。下面列举一些中国传统红歌和中国新红歌：

中国传统红歌

《阿佤人民唱新歌》	《红军不怕远征难》	《毛主席永远和我们在一起》	《谁不说咱家乡好》(电视剧《红日》插曲)	《延边人民热爱毛主席》
《北京的金山上》	《红军战士想念毛主席》	《毛主席著作像太阳》	《水调歌头·游泳》	《雁南飞》
《北京有个金太阳》	《红领巾》	《没有共产党就没有新中国》	《水调歌头·重上井冈山》	《一道道水来一道道山》
《毕业歌》	《红梅赞》	《娘子军连歌》	《四渡赤水出奇兵》	《一二三四歌》

（续表）

《卜算子·咏梅》	《红太阳照边疆》	《盼红军》	《松花江上》	《沂蒙山小调》（电视剧《狙击手》主题曲）
《不变的信仰》	《红星歌》	《七绝·为女民兵题照》	《颂歌献给毛主席》	《义勇军进行曲》
《草原上升起不落的太阳》	《红星照我去战斗》	《七律·到韶山》	《太阳最红毛主席最亲》	《忆秦娥·娄山关》
《草原赞歌》	《洪湖水浪打浪》	《七律·冬云》	《天上太阳红彤彤》	《英雄赞歌》
《打靶归来》	《黄河大合唱》	《七律·人民解放军占领南京》	《听妈妈讲那过去的事情》	《游击队歌》
《打起手鼓唱起歌》	《解放区的天》	《七律·长征》	《万泉河水清又清》	《游击队之歌》
《大海航行靠舵手》	《井冈山上太阳红》	《七律二首·送瘟神》	《万岁毛主席》	《在太行山上》
《大红枣儿甜又香》	《井冈山下种南瓜》	《沁园春·雪》	《为了谁》	《咱们的领袖毛泽东》
《弹起我心爱的土琵琶》	《敬祝毛主席万寿无疆》	《沁园春·长沙》	《我爱北京天安门》	《咱们工人有力量》
《当兵的人》	《苦菜花开十里香》	《青稞美酒献给毛主席》	《我爱祖国的蓝天》	《战士歌唱毛主席》
《党啊亲爱的妈妈》	《妈妈教我一支歌》	《清粼粼的水来蓝莹莹的天》	《我的中国心》	《中国人民志愿军战歌》

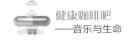

（续表）

《地道战》	《毛委员和我们在一起》	《清平乐·蒋桂战争》	《我的祖国》	《中国人民解放军进行曲》
《蝶恋花·从汀州向长沙》	《毛委员回到故乡来》	《清平乐·六盘山》	《我们要做雷锋式的好少年》	《中国少年先锋队队歌》
《蝶恋花·答李淑一》	《毛主席的恩情比山高比水长》	《请茶歌》	《我们走在大路上》	《中国人》
《东方红》	《毛主席的恩情唱不完》	《秋收起义歌》	《我是一个兵》	《众手浇开幸福花》
《读毛主席的书》	《毛主席的光辉》	《让我们荡起双桨》	《我为伟大祖国站岗》	《祝福毛主席万寿无疆》
《翻身道情》	《毛主席的话儿记心上》	《人民军队忠于党》	《我向党来唱支歌》	《祖国颂》
《翻身农奴把歌唱》	《毛主席的话儿记在我们心坎里》	《人说山西好风光》	《五星红旗》	《遵义会议放光辉》
《歌唱毛泽东》	《毛主席的书我最爱读》	《日夜想念毛主席》	《西江月·井冈山》	
《歌声与微笑》	《毛主席的战士最听党的话》	《三大纪律八项注意》	《献给伟大的毛主席》	
《革命人永远是年轻》	《毛主席来到军舰上》	《三峡的孩子爱三峡》	《信天游唱给毛主席听》	
《工农兵联合起来》	《毛主席来到咱农庄》	《山丹丹花开红艳艳》	《绣红旗》	
《共产主义儿童团团歌》	《毛主席派人来》	《少先队队歌》	《绣金匾》	

（续表）

《光荣啊中国共青团》	《毛主席是各族人民心中的红太阳》	《十送红军》	《学习雷锋好榜样》	
《桂花开放幸福来》	《毛主席是咱社里人》	《世界是你们的》	《血染的风采》	
《哈萨克人民永远跟着毛主席》	《毛主席呀我们永远忠于您》	《世世代代铭记毛主席的恩情》	《延安儿女心向毛主席》	

中国新红歌 指改革开放后诞生的歌曲。

《走向复兴》	《时代的勇气》	《相亲相爱》	《假如我是你》	《为了谁》
《好男儿就是要当兵》	《强军战歌》	《爱中华》	《为爱干杯》	《中国人》
《春天的故事》	《强军战歌最嘹亮》	《加油中国》	《多好啊》	《我的中国心》
《迎风飘扬的旗》	《把一切献给党》	《我要去延安》	《故乡探雨》	《我和我的祖国》
《最美的歌儿唱给妈妈》	《我们从古田再出发》	《两岸一家亲》	《你是英雄》	《红旗飘飘》
《光荣与梦想》	《情系老百姓》	《阳光路上》	《祖国万岁》	《祝福祖国》
《在灿烂阳光下》	《中国，我为你歌唱》	《卢沟谣》	《红色绿色》	《共和国之恋》
《共筑中国梦》	《国家》	《我们的天空》	《那一片红》	《祝福你亲爱的祖国》
《我们众志成城》	《南湖菱花开》	《追寻》	《圆圆的思念》	《想家的时候》

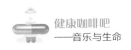

（续表）

《跟着你》	《红旗之恋》	《今宵 如此 美丽》	《我的雪山 我的哨卡》	《小白杨》
《人民军队永 远忠于党》	《喜庆的日子》	《永远的姐姐》	《家的牵挂》	《一二三四歌》
《把心交给你》	《家乡的味道》	《心中的力量》	《五星红旗》	《咱当兵的人》

二、 红歌与社会

（1）"红歌"的传唱仿佛把人带到那烽火连天的战争年代，带到热火朝天的建设工地，让人在追忆那些为民族独立、人民解放、国家富强和社会进步而奉献青春热血乃至宝贵生命的英雄的同时，生发出一种豪迈的英雄气概，激励人们奋发向上。人们欣赏"红歌"，不仅能得到感官上的享受，愉悦身心，而且能从中汲取精神力量，受到感化和教育。可以说，"红歌"既是宣传革命精神和爱国主义精神的绝佳载体，也是进行审美教育不可多得的好形式。

（2）"红歌"有利于人们树立正确的三观。在市场经济条件下，不少人片面追求自我价值和利益的实现，理想信念和社会责任感淡化，个人主义、拜金主义、享乐主义已成为部分人认同的价值观。这与我们这个民族、这个时代是不相容的。我们这个时代所需要的是"红歌"中所包含的爱国主义情操，积极正确的人生态度，为理想和事业勇于斗争、不怕牺牲、大公无私、团结奋进的精神。因此,传唱"红歌",能够促进人们形成高尚的道德品质,并产生巨大的行为力量。

(3)"红歌"有利于人们发扬艰苦奋斗的作风。"红歌"所蕴含的艰苦奋斗精神在这方面能起到不可小觑的作用。像"雪皑皑,野茫茫;高原寒,炊断粮;红军都是钢铁汉,千锤百炼不怕难"这样的歌词,真实形象地描绘了中国共产党领导的中国人民和军队自强不息、艰苦奋斗的优良作风和革命乐观主义精神。传唱这些"红歌"对于弘扬艰苦奋斗的作风必定能够起到巨大的推动作用。

总之,"红歌"是一种具有独特魅力和思想内涵的艺术形式。我们在欣赏它的艺术魅力的同时,还必须深入挖掘其丰富的思想内涵和精神实质,充分发挥其美育功能和社会教育功能。

(乔建歌　张　璐)

音乐是最原始最普遍的艺术,

优秀的音乐

是一个民族、一个国家的精神象征和标志,

音乐对人的影响,

在不同的时代,有着不同的表现方式。

在和平时代,音乐以娱乐的形式,

潜移默化人们的道德、情操;

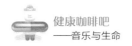
在战争时代,音乐以号角的形式,

呼唤鼓舞人们奋勇向前的精神;

在抗疫时期,音乐以慰藉的形式,

时刻照亮医务人员的心灵。

医护人员工作中的甜酸苦辣,身负生命的责任与压力,

患者的理解和认可,就是最大的褒奖和安慰,

也是对我们工作最好的鼓励。

音乐是世界性的语言,是无国界的

唯独音乐,能够消弭人与人之间隔阂

通过音乐感知对方的喜怒哀乐,

这就是音乐的奇妙之处、神奇之处。

音乐是搭建世界文化交流的重要渠道。

即使不用眼睛去看,只要我们用心聆听,

就可以感悟音乐带给我们的声音,

无论何时何地,您,都可以在音乐中感悟不同的境界。

（散文诗　杨青敏/音乐　罗　姗）

第八篇

音乐与教育

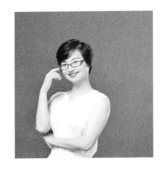杜苗，上海健康医学院专任教师，曾任上海市第五人民医院护士，致力于基础护理、社区护理教育教学，2008年参加汶川地震后灾后重建对口支援工作，曾获"上海市优秀护士""上海健康医学院教学标兵"等荣誉称号，主编"十三五"国家规划教材《护士安全与职业防护》及科普读物《居家急救小宝典》等书籍。

第二十五章 音乐与鉴赏

孔子在《论语·八佾》提出"人而不仁如礼何,人而不仁如乐何",把仁、礼、乐高度融合,强调乐的感染,陶冶人的性格和情操的作用。庄子在《天运》中提到"无言而心悦,此之为天乐",主张以人内心纯朴自然情性的复归作为"乐"的实现。我国音乐思想家叔本华认为"音乐是心灵形而上学的学习,心灵在听音乐时进行着哲学探讨而不自知"。

音乐造就天才,并非凭空捏造,科学研究表明:音乐的波动,能以生物电的形式,影响人的记忆神经元,刺激大脑的神经回路,像架设桥梁一样,它可以使大脑的神经元上的突触数增加,轴突变粗,从而使大脑内的信息交换加快思维能力增强,即记忆力增强,思考反应能力变快。

一、音乐欣赏推荐

1. 《二泉映月》

《二泉映月》,二胡名曲,是中国民间音乐家华彦钧(阿炳)的代表作。作品于 20 世纪 50 年代初由音乐家杨荫浏先

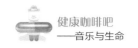
生根据阿炳的演奏,录音记谱整理,灌制成唱片后很快风靡全国。这首乐曲自始至终流露的是一位饱尝人间辛酸和痛苦的盲艺人的思绪情感,作品展示了独特的民间演奏技巧与风格,以及无与伦比的深邃意境,显示了中国二胡艺术的独特魅力,它拓宽了二胡艺术的表现力,曾获"20世纪华人音乐经典作品奖"。《二泉映月》是中国民族音乐文化宝库中一首享誉海内外的优秀作品,是中国民间器乐创作曲目中的瑰宝之一。

2. 《梁祝》

《梁祝》小提琴协奏曲是陈钢与何占豪就读于上海音乐学院时的作品,作于1958年冬,翌年5月首演于上海获得好评,首演由俞丽拿担任小提琴独奏。

3. 《保卫黄河》

《保卫黄河》是《黄河大合唱》的第七乐章,由光未然、冼星海所创写成于中国抗日战争时期。歌曲采用齐唱、轮唱的演唱形式,具有广泛的群众性,是抗日军民广为传播的一首歌曲。

全曲采用了进行曲体裁、以短促跳动、振奋人心的音调,响亮的战斗口号,铿锵有力的节奏,以快速大跳的动机和逐步扩张的音型,使歌曲充满力量的感情,形象地刻画了游击健儿端起土枪洋枪、挥动大刀长矛,在青纱帐里、万山丛中,为保卫黄河、保卫全中国而战斗的壮丽场景。

《黄河大合唱》为我国现代大型声乐创作提供了光辉的典范。在 20 世纪 60 年代后期,还被改编为钢琴协奏曲。

4.《一分钱》

1964 年的一天,中央人民广播电台《小喇叭》节目组向潘振声约稿,请他写一首赞扬"好孩子"的歌。收到约稿信后,潘振声很快又想到那些温馨的场面。此时正是硬币在社会上大量流通的时候,他联想到孩子们的拾金不昧和回家时与警察叔叔告别的情形,便创作了歌曲《一分钱》。

潘振声认为,儿童歌曲是影响少年儿童成长的一门重要艺术,也是加强和改进未成年人思想道德建设的一项重要内容,在培养少年儿童的高尚情操、提高他们的艺术修养、促进他们健康成长方面都起着不可替代的作用。一首好儿歌往往能深刻地影响一个人的一生,甚至一代人的成长。

5.《雪绒花》

《雪绒花》(*Edelweiss*)是美国电影和音乐剧《音乐之声》中的著名歌曲,于 1959 年面世。理查德·罗杰斯作曲,奥斯卡·汉默斯坦二世作词。

这首歌把 edelweiss 拟人化,使它具有人类的感情和高尚的品格,男主人公将自己的感情注入这一生长在高山的植物,更主要的是,他通过这"小而白、洁又亮"的小花儿保佑自己的祖国永远平安、顽强。这首歌歌词不长,却情深意远。

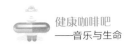
主人公赞扬雪绒花的美丽,实际在希望自己的祖国也不失这些品性。

二、 音乐与教育的关系

1. 音乐与德育相互渗透

音乐能渗透到思想道德教育中,思想道德素质包括正确的政治方向,远大的思想抱负,健康的品德修养,良好的思想情操。好的音乐作品更是一定社会和一定时代民族精神的集中体现。它所呈现的不仅仅是作曲家的个人乐思,更是时代精神、民族特性和社会生活的概括和升华。这些音乐作品通过流畅优美的旋律,明快完整的节奏,真挚朴实的情感,严整洗炼的结构,清新质朴的音乐风格,塑造出动人的音乐艺术形象,具有激动人心的感召力,对人们有很好的教育作用。优秀的音乐作品可加深对祖国大好河山的热爱,对祖国悠久文化历史的了解,对现实生活的赞美及对美好理想的向往,可极大地丰富人们的精神世界,从而有效地进行爱国主义的思想教育。

音乐不仅凝聚时代精神,民族特性和生活内涵,它还以音乐家及其个性化的方式表达出来,这对唤醒人们的主题意识,促进其主体性发展,无疑具有特殊教育价值,对培养人们的素质也是一个很好的途径。音乐以他独有的形式培养人的高尚情操和审美情趣。

2. 音乐与智育相辅相成

智育是人认识客观规律、改造客观事物的能力。从智力的结构角度来看,智力包括感知观察、记忆、想象、创造等形象思维和逻辑思维的能力、智力的物质基础是人的大脑,人的大脑分为左脑和右脑,人的左脑具有逻辑思维功能,右脑具有形象思维功能,有些科学家形象地称右脑为"音乐脑"。

音乐可以促进智力发展。雨果说:开启人类智慧的宝库有三把钥匙,一把是数字,一把是文字,再一把就是音符。音乐不仅对开发右脑能力起作用,而且对促进大脑左右半球的均衡发展有明显的协调作用。音乐作品强弱分明,缓急交错,弹琴左右手的配合,舞蹈的协调等使大脑皮层结构在感知、记忆、分析、综合等一系列思维过程中,把桎梏的思路从逻辑的束缚中解脱出来,重新获得强大的创造力,从而使思维更敏捷,精力更集中。

古今中外众多的科学家、思想家、政治家、文学家,都是音乐艺术的爱好者。如孔子、列宁、爱因斯坦、托尔斯泰等,他们都与音乐结下了不解之缘,而世界诺贝尔奖获得者多半属于右脑发大型,他们从音乐中诱发灵感,凝聚自己的科学构想,把思维印象深处。爱因斯坦说:我的科学成就很多是从音乐启发而来。他六岁开始学习小提琴,走过了小学和中学时代,音乐启迪着他的智慧和灵感,为他潜心探索科学问题创造了必要的条件。因此,音乐是智力良好发展的基础。

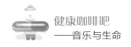

3. 音乐与体育相得益彰

体育是全面发展体力、增强体质、传授和学习健身知识和体育运动技能的教育。体育的任务主要是指导人们锻炼身体素质，逐步掌握体育运动的基本知识和技能以及卫生保健知识。而音乐能促进体育的发展，对人们身心健康协调发展起积极作用。音乐与体育无论在历史渊源上，在培养全面发展的人上，在都具有节奏和谐等形式上，都是灵犀相通、密切相关的。在人类的音乐发展史中，音乐始终与人体的运动分不开的。古人说的"诗、乐、舞三位一体"正是这一状态。体育中很多项目与音乐是形影不离的，自由体操、艺术体操、广播体操、花样滑冰、花样游泳、跳水、武术等项目运动都是在音乐声中进行的。动人的音乐旋律、节奏与体形、线条、技巧融为一体，塑造出优美动人的艺术形象。

三、 音乐的教育功能

1. 音乐有助于提高记忆力

音乐教学中，通过歌曲演唱、乐曲演奏、随歌随舞等活泼丰富的教学形式，活跃身心，在提高学习兴趣和注意力的同时，也提高记忆力。此外，音乐可改变人的情绪，听一些轻松愉快的抒情曲，会使人感到全身放松，精神愉快，在这种状态下记忆自然容易得多。

2. 音乐有利于提高思想道德品质

《乐记》云："审乐以知政，而治道备矣。"荀子也认为音乐可以"正身行、光教化、美风俗"。可见优美高尚的音乐，蕴含着潜移默化的高尚情操，引导学生学会赏识音乐，借助音乐艺术塑造学生灵魂，使之逐步形成正确的审美观，培养其感受美、表现美和创造美的能力，进而使学生在思想、道德、性格、情操、修养等方面发生变化。如：我国的国歌《义勇军进行曲》气势雄伟、磅礴，反映出我们中华民族为捍卫国家和民族的尊严，坚持斗争、不屈不挠、勇往直前的战斗精神，充满着爱国主义的热情，给人一种向往美好、战胜一切艰难困苦的信心和力量。

3. 音乐有助于提高文化素质

音乐艺术综合性强、知识面广，它包含了文学、地理、历史民俗等知识，还有严格的节奏规范、发声、情感表达等技能训练，可透过音乐来认识其背后所包含的知识体系，而且记忆深刻。因此音乐是文化素质教育的有效途径之一。

（杜　　苗）

音乐滋润着心田，是雨露、是乳汁，

哺育人从婴儿到儿童、少年、青年、壮年、中年、老年。

音乐伴随着我们的一生，

音乐可以培养人高尚情感及审美情趣，

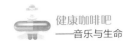
音乐是形象的、情感的、愉悦的，

健康的音乐能够触及心灵深处，陶冶情操

音乐不是强制教育，

音乐中鲜明的节奏、优美的旋律、

丰富的和声、美妙的音色，

直接浸润人们情感中枢，

音乐教育以乐辅德，激发情感

在生命的成长中，不能没有音乐的熏陶，

人一生最初的相遇，到最后的别离，

音乐都会从母亲的第一声摇篮曲中不断伴随着成长。

音乐是富有情感的艺术，

音乐通过声像物理塑造生动的感性形象，

产生积极向上的精神力量

当思想改变了你的思想，那是哲学；

当教育改变了你的思想，那是信仰；

当事实改变了你的思想，那是科学；

当音乐遇见了你，那是朝阳。

音乐用极富想象力的旋律，优美的和声，诱人深思的复调

使欣赏者的思维随音乐一起奔放。

这并不是知识的较量，而是情感的陶醉。

音乐是美的，教育是美的，

音乐与教育共同构成成长的篇章。

2020 人生很难,但不孤单。

我在,你在,我们在,

有你,有我,有我们,

世界充满着爱与温暖。

（散文诗　杨青敏/音乐　罗　姗）

尾声——音乐与生命

罗姗手记

音乐是奇妙的，她对生命的生长、发育发挥着重要的作用，悄然地滋润、灌溉着人们的心灵和健康，升华着生命的意义和质量。《论语》里有记："兴于《诗》，立于礼，成于乐。"我记得小时候，那明亮的小客厅中靠墙有一个散发着木香的酒柜，经常铺满一柜面的阳光，那上面有台卡带录音机，它有两个圆圆的大喇叭，是我最喜欢摆弄的玩具，因为总有神奇的声音从那里传出来，我记得把小脸凑得很近，近得碰得到我的鼻子尖，网状的金属外壳罩着肉眼可见的黑色薄膜，随着那像乳汁一般甘美的乐音震颤，我的两肋下是母亲温柔而有力的双手，一直托着我，任我好奇地把玩那台和我身体差不多大的录音机。我那渴盼、欣喜、热切又好奇的心情呀，那音乐带给我的舒畅、振奋的美妙感觉呀，至今都记得！小小幼童不自觉地追寻着那乐音，用手、用眼睛、用舌头探索着。那是什么呀？为什么令小小的我那么爱听呢？那音，那乐，是怎么出来的呢？小小的我奋力地追寻和思索着，即使有疑惑甚至苦恼，但这个过程都让我十分快乐！莫扎特说："生活的苦难压不垮我，我心中的欢乐不是我个人的，我把欢乐注入音乐，为的是让全世界感到欢乐。"父亲的萨克斯和扬琴，也都是我爱不释手、不厌摆弄的。当父亲把家里的钢琴拆开给我这个好奇宝宝看时，我惊奇地发现，扬琴的弦和琴竹与钢琴的琴弦和琴槌很像啊！于是我爬上爬下地观察着、弹奏着，自娱自乐，我发现在钢琴上学会的《西游记》主题曲也可以在扬琴上敲出来，萨克斯和二胡也能发出《采蘑菇的小姑娘》的调子，还各有各的滋味，心里每每就乐滋滋地好似喝了清凉的橘子水。每年最喜欢的是过年回奶奶家、回姥姥家，全家聚在一起，孩子们兴高采烈地跑来跑去，祖辈亲人会一手抱一个小孩子一起看《春节联欢晚会》，观赏那绚丽的舞台，听各种好听的歌曲已经成为家庭仪式的一部分。还记得宝宝降生时带给我们无限的欣喜，那时经常轻柔地播放一些音乐给他当作摇篮曲，尤其每次播放莫扎特的《钢协浪漫曲》时，小宝宝的情绪都能肉眼可见地迅速稳定下来，令人称奇，大概是因为孕期准备音乐会的关系，经常大着肚子练习和演奏这首曲子的缘故吧。如今，当初的小宝宝已经长成一个性格开朗的少年了。音乐不仅抚慰孩子，在成年人的生活中，音乐具有的强大感染力，无数次给予我平静，鼓舞着我的心灵，一次次引导我着走向光明。多年来，我和先生在音乐的温暖中，相扶相持一路走来，艺术给予我们的是对周围世界和自身崇高而美

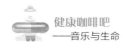
好的信念,她令我们坚强,令我们坚定,带领我们走向世界美好的明天。

（散文诗　杨青敏/音乐　罗　姗）

参考文献

［1］ 胡艳波. 音乐与生活［J］. 中国科教创新导刊，2013，33：248.

［2］ 冯道丽. 关于音乐：一种生活，一种态度［J］. 艺术科技，2017，10：172.

［3］ 毛琦. 音乐与生活同在［J］. 音乐生活，2019，3：1.

［4］ 寻宋玉. 浅谈音乐的组成要素在音乐治疗中的作用［J］. 北方文学，2017（26）：117.

［5］ 李虹. 胎教音乐对胎儿影响的实验研究［J］. 心理学报，1994，26（1）：51－58.

［6］ Perani D，Saccuman M C，Scifo P，et al. Functional Specializations for Music Processing in the Human Newborn Brain［J］. PNAS，2010，107：4758－4763.

［7］ Zentner M，Eerola T. Rhythmic Engagement with Music in Infancy［J］. PNAS，2010，107：5768－5773.

［8］ Linnemann A，Ditzen B，Strahler J，et al. Music listening as a means of stress reduction in daily life［J］. Psychoneuroendocrinology，2015，60：82－90.

［9］ Alexandra L，Jana S，Urs N. The stress-reducing effect of music listening varies depending on the social context［J］. Psychoneuroendocrinology，2016，72：97－105.

［10］ 孙家正. 珍惜中华民族的戏曲文化——谈"中华戏曲丛书"［N］. 人民日报 2013 年 06 月 18 日.

［11］ 周晶，俞淑静，邓莉，等. 音乐干预对糖尿病患者疗效的影响［J］. 中华物理医学与康复杂志，2007，29（1）：51－52.

［12］ 张艳，潘从清. 认知必理治疗 2 型糖尿病的应用研究［J］. 天津中医药，2006，23（3）：203－205.

［13］ 王宪宁，林旭星. 角调音乐对老年 2 型糖尿病伴失眠患者生存质量的影

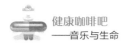

响[J].牡丹江医学院学报,2016,37(6):76-77.

[14] 张荣华.音乐疗法在偏头痛发作期应用的效果分析[J].全科护理,2012,10(3):771-772.